TRANQUIL
Y ATENTOS
COMO UNA RANA

TU GUÍA PRÁCTICA DE SERENIDAD

¡La rana
te dice hola!

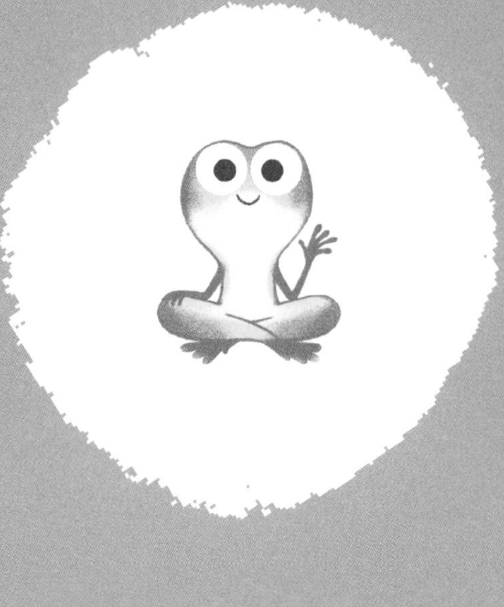

Título original: Calme et attentif comme une grenouille - Ton cahier de sérénité by Eline Snel,
illustrated by Marc Boutavant

Traducción del francés al castellano: Jordi Vidal
Revisión de Alba Galí

Primera edición: Abril 2018
Segunda edición: Septiembre 2018
ISBN: 978-84-9988-629-9
Depósito legal: B 1.839-2018

Fotocomposición: Grafime. Mallorca, 1. 08014 Barcelona
Impresión y encuadernación: Índice. Fluvià, 81-87. 08019 Barcelona

Eline Snel

TRANQUILOS Y ATENTOS COMO UNA RANA

TU GUÍA PRÁCTICA DE SERENIDAD

Traducido del francés al castellano por Jordi Vidal

Ilustrado por Marc Boutavant

Con 5 historias de Marie-Agnès Gaudrat

editorial Kairós

Índice

Queridos padres,

Quizá ya hayáis utilizado el libro *Tranquilos y atentos como una rana* con su CD. Muchos de vosotros habéis dado testimonio de los beneficios de este método para enseñar a los niños a estar atentos a sí mismos y a los demás. Y cada vez más docentes incluyen programas de conciencia plena en las escuelas.

En este libro los niños descubrirán juegos, manualidades, carteles, recetas. Dibujarán, pintarán y leerán historias. Los más pequeños tal vez necesitarán vuestra ayuda, y los mayores preferirán hacer las actividades solos, o a veces con vosotros.

En nuestras vidas atareadas, pasar un rato de calidad con nuestros hijos es muy valioso, muy agradable... y muy divertido. Este libro no es solo un libro de actividades. Habla de relajación, de curiosidad, de meditación, y revela el secreto de la felicidad. Es, pues, una verdadera guía que les acompañará durante toda la infancia.

En el CD, o en el código QR (al final del libro), encontraréis cuatro ejercicios de yoga y la meditación del pájaro de la felicidad.

Os deseo mucha alegría y muchos momentos compartidos con la rana.

Eline Snel

historias
para meditar

tarjetas
de recordatorio

yoga
para experimentar

Hola,

Me alegro mucho de conocerte.
He concebido este cuaderno
de meditación para ti, para los niños
que necesitan saber cómo calmarse
y concentrarse, para los que quieren
aprender a ser felices y a querer a la gente
que les rodea. Y para todos los que quieren
hacer de este planeta un mundo mejor.

¡Te toca jugar!

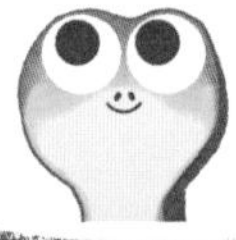

actividades
para aprender
la atención

carteles
para colgar

recetas
para cocinar

ejercicios
para practicar

ilustraciones
para crear
y para pintar

letras
para cantar

adhesivos
para pegar

al final
del cuaderno

manualidades
para realizar

palabras amables
para regalar

un juego de mesa
para compartir

Si no quieres recortar algunas páginas, como el juego de memoria o el árbol de los deseos, las puedes fotocopiar.

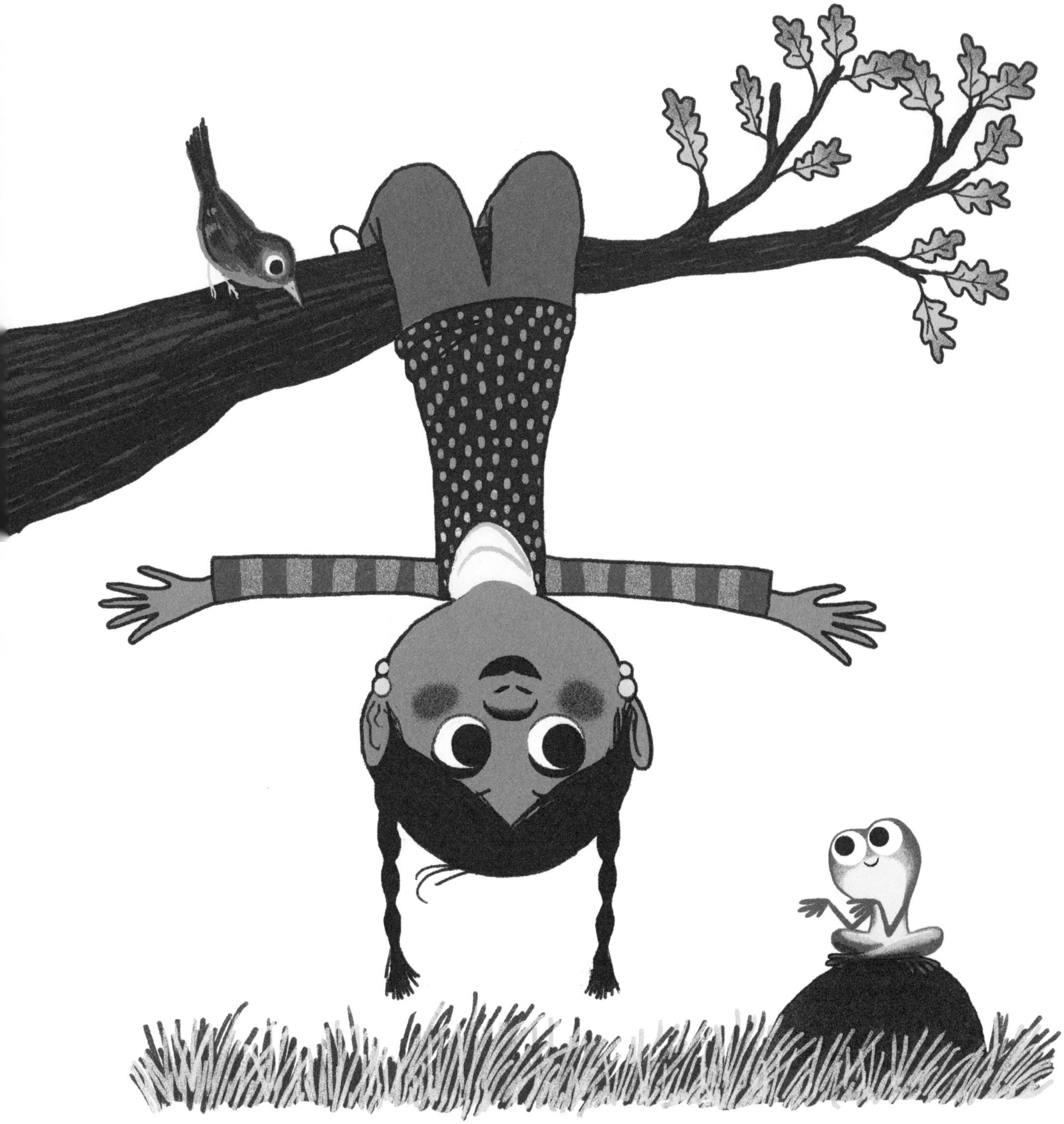

LA NIÑA DE LOS PÁJAROS

ÉRASE UNA VEZ UNA NIÑA que lo tenía todo para ser feliz, pero no lo era. Cuando le regalaban un juguete, pensaba en el juguete que le habían regalado a su hermano. Cuando le traían un pastel, pensaba en el helado que se había comido la víspera.

De hecho, esta niña no estaba nunca allí donde estaba. La llamaban la niña de los pájaros porque sus pensamientos volaban sin parar dentro de su cabeza y ella se dejaba llevar por ellos, lejos de lo que vivía, como sobre las alas de los pájaros.

De tanto volar sin posarse nunca, la niña se inquietó y luego se sintió muy cansada. Al final, enfermó. Varios médicos la visitaron junto a su cama. Pero ninguna pastilla ni ningún jarabe pudieron curarla.

Fue entonces que yo, la rana, decidí ir a verla.

El primer día, le llevé una fresa y le dije: «Prueba.»
El segundo día, le conté un cuento y le dije: «Escucha.»

El tercer día, la niña me esperaba sentada en la cama. Me sonrió y preguntó: «¿Qué me traes hoy?» ¡Estaba curada! Había descubierto qué es comer una fresa cuando se come una fresa, qué es escuchar un cuento cuando se escucha un cuento.

A partir de aquel día, la niña vivió feliz porque había descubierto el poder de la atención, que da a cada momento un sabor distinto.

1. Cómo entrenar el músculo de la atención

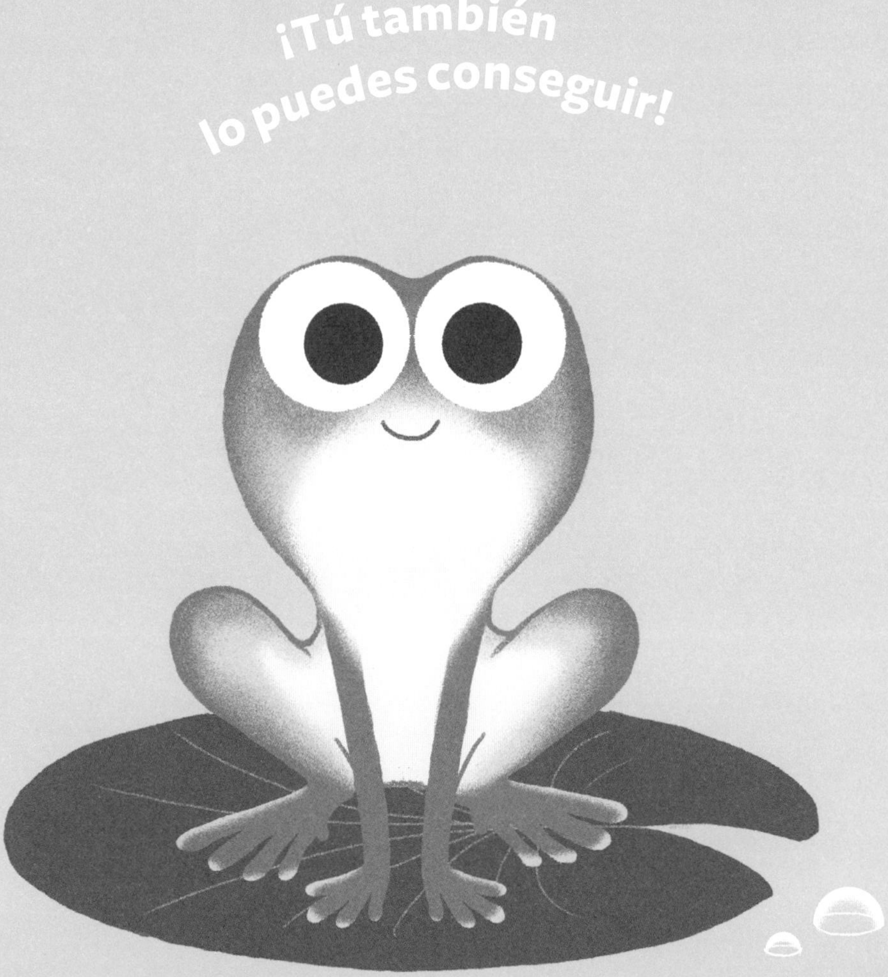

La rana está aquí, realmente aquí.
Presta atención. No se deja distraer fácilmente.
Ve toda la agitación que la rodea,
pero no reacciona. Está tranquila y atenta,
sin moverse.

Respirar

La mayor parte del tiempo, ni te das cuenta de que respiras. Con este ejercicio, tomarás conciencia de la respiración que va y viene. La atención comienza cuando te das cuenta de que respiras.

Pon el índice sobre
las líneas verdes y respira
tranquilamente.
Cuando la ola suba, inspira aire,
y cuando la ola baje, espira el aire.

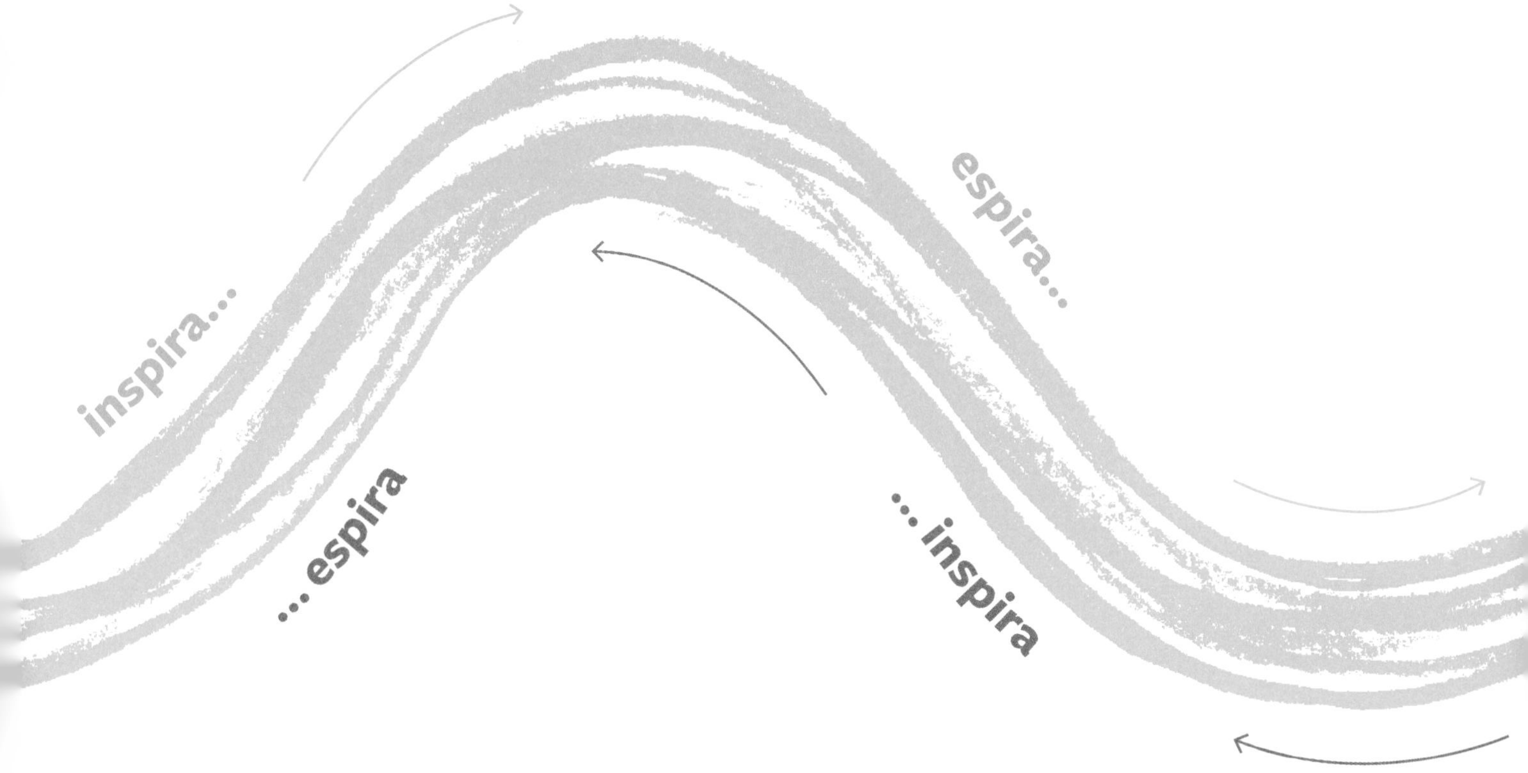

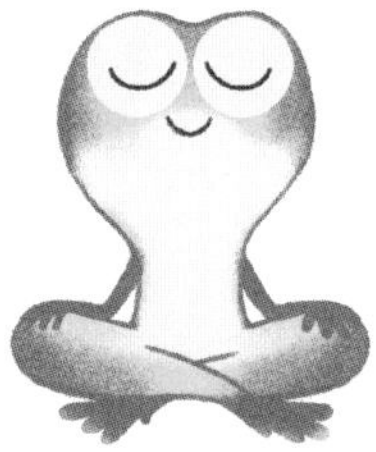

No intentes respirar de forma distinta a como lo haces habitualmente... Respirar se hace de forma automática...

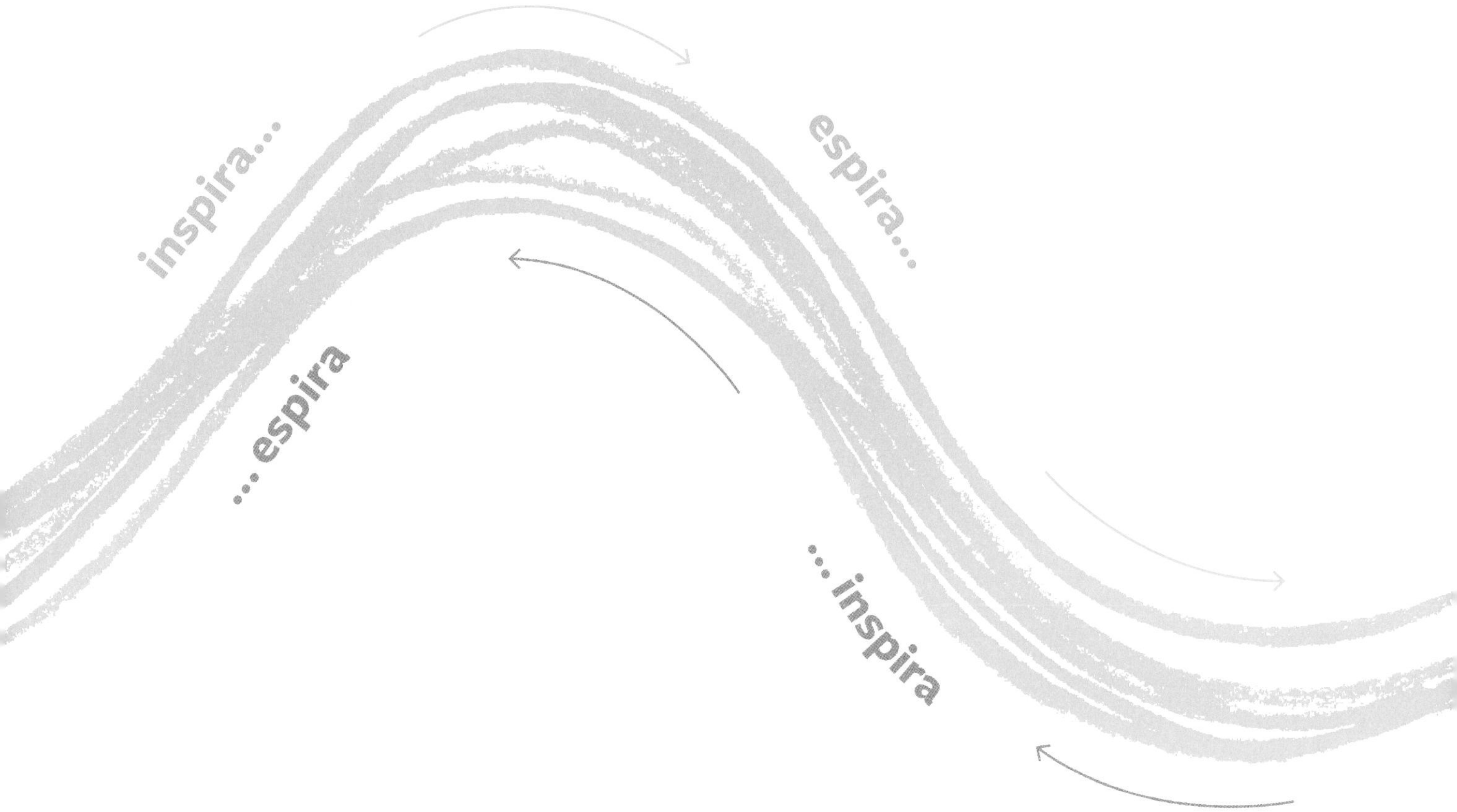

Al final de la línea, vuelve a empezar en sentido contrario.

Dibujar tu respiración

Observar la respiración puede ser muy útil:
cuando estás enfadado(a), estresado(a) o tenso(a).
La respiración te ayuda a calmarte.

Dibuja las olas de tu respiración:

- un día que estés nervioso(a)
- un día que estés muy tranquilo(a)
- un día que tengas miedo

No te puedes equivocar.
La respiración es siempre
como debe ser.

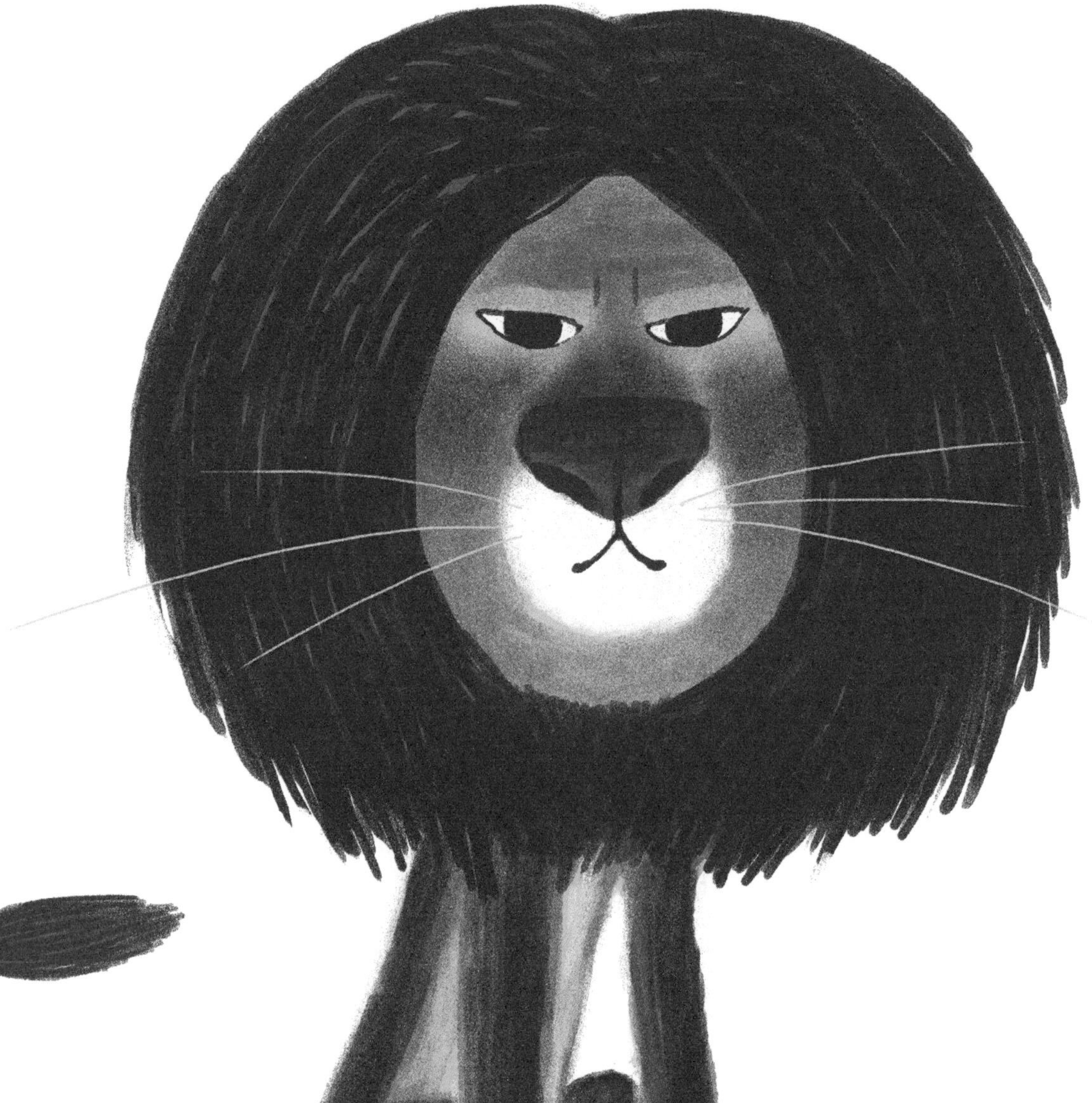

EL MIEDO DEL LEÓN

ÉRASE UNA VEZ UN LEÓN, MAGNÍFICO Y PODEROSO. En la sabana donde vivía, todos los animales le temían, y cuando él se acercaba, todos salían huyendo.

Yo, la rana, le observaba con deleite. Cuando acechaba una presa, inmóvil, con todos los sentidos en alerta, era el maestro de la atención. Sabía cómo actuar, sin inquietarse, vivo, ágil, ¡temiblemente eficiente!

Pero un día me llevé la sorpresa de encontrar aquel león atrapado en la red de un cazador. Presa de pánico, gesticulaba en todas direcciones, se lastimaba contra los troncos de los árboles, se arrancaba las garras contra las rocas con la esperanza de liberarse. El miedo le había hecho perder todas sus capacidades.

Cuando no era más que un pobre animal herido, me acerqué, y empecé a respirar tranquilamente, pero con la fuerza suficiente para que él oyera mi respiración entrando y saliendo... entrando y saliendo.

Poco a poco, el león empezó a inspirar y espirar al mismo ritmo que yo. Un ritmo tranquilo, cada vez más tranquilo. Entonces se calmó y miró a su alrededor. Observó la red del cazador y supo enseguida qué debía hacer: de una dentellada, rompió una malla, desgarró su prisión con una pata y se liberó tranquilamente.

Había descubierto que, cuando nos asalta el pánico, la respiración es la clave.

¡Súper atento(a)!

Este es un ejercicio que reclamará toda tu atención. Tiene dos partes: un coloreado y un juego.

1. Pinta la primera palabra de azul, la segunda de verde, la tercera de rojo y la cuarta de amarillo.

2. Di el color de cada palabra sin tener en cuenta la palabra escrita. Si no sabes leer, te será fácil. Pero si sabes leer, verás que tu cerebro tiene ganas de dar el nombre de la palabra escrita y no el del color...

ROJO

AMARILLO

AZUL

VERDE

Observar

Observar con atención es un arte que se puede aprender. Como la música o el deporte. Y la observación te permite descubrir mejor el mundo que te rodea.

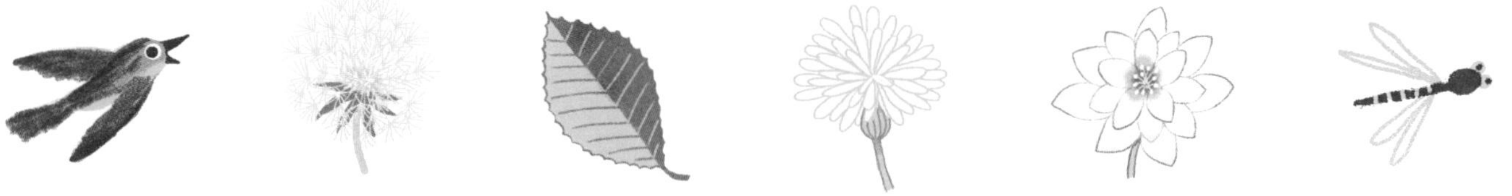

Mira y comprueba qué línea es exactamente igual al ejemplo de arriba.

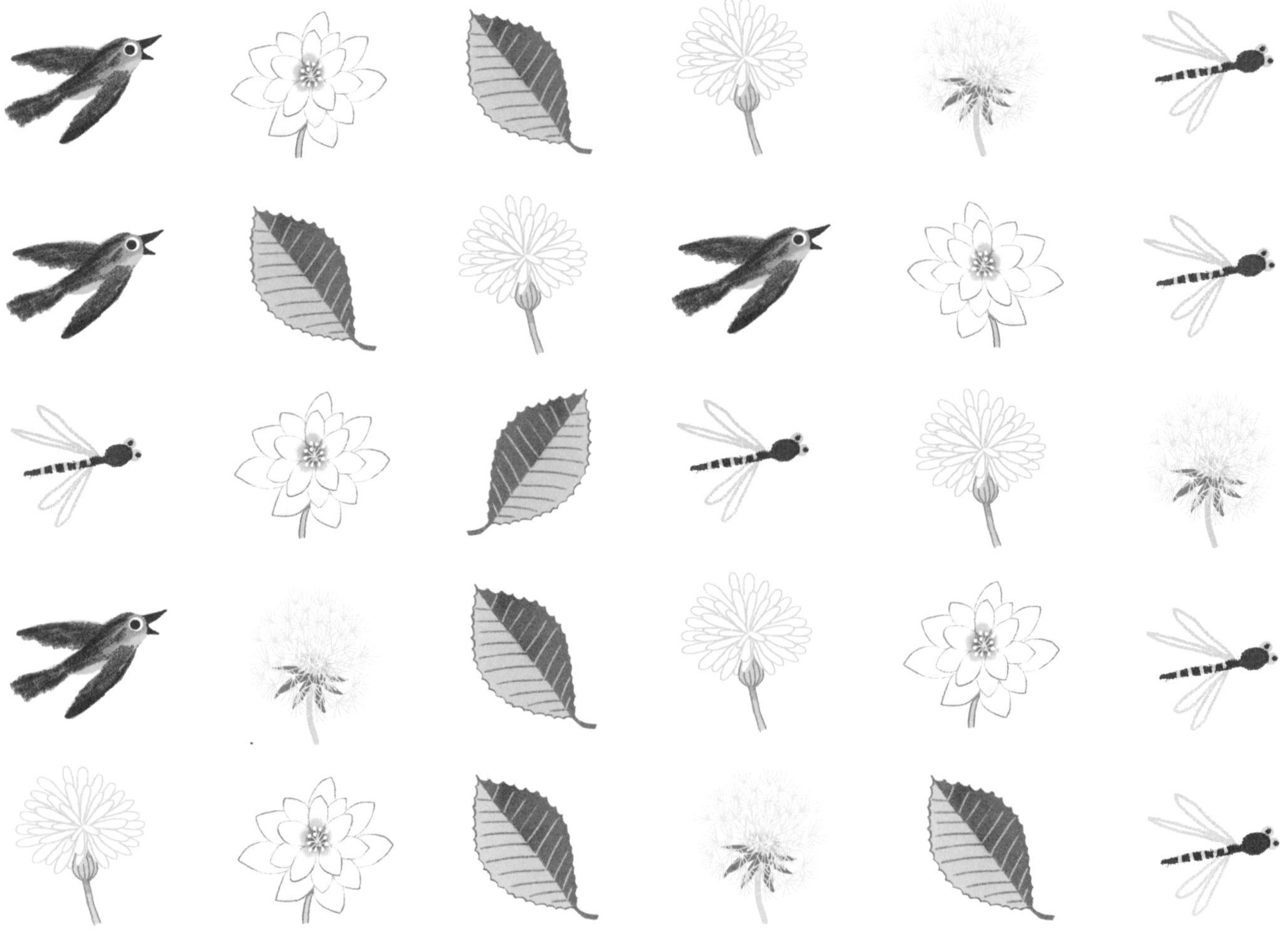

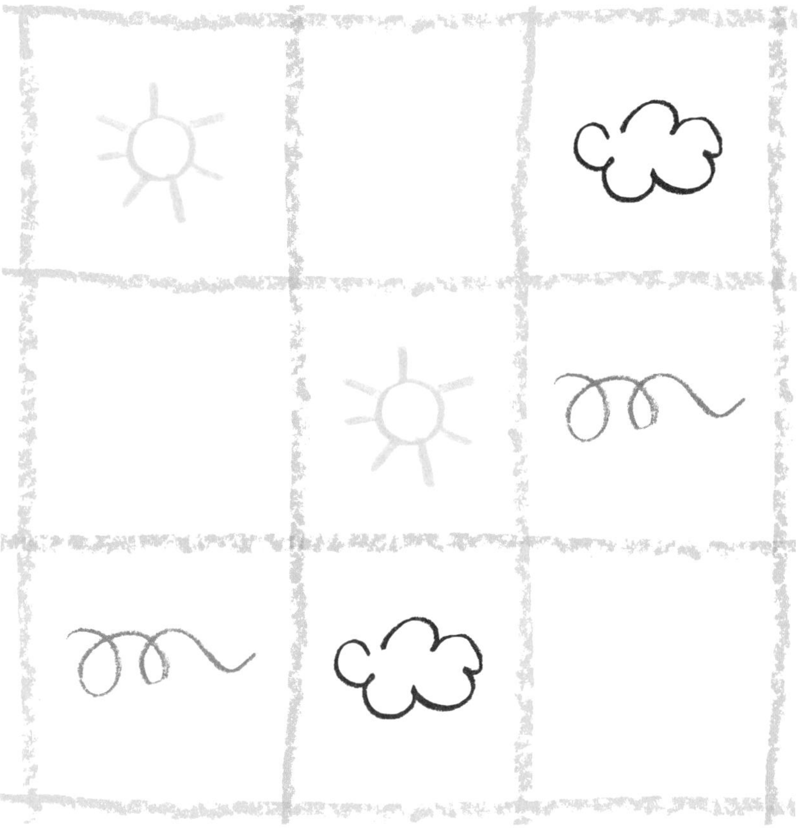

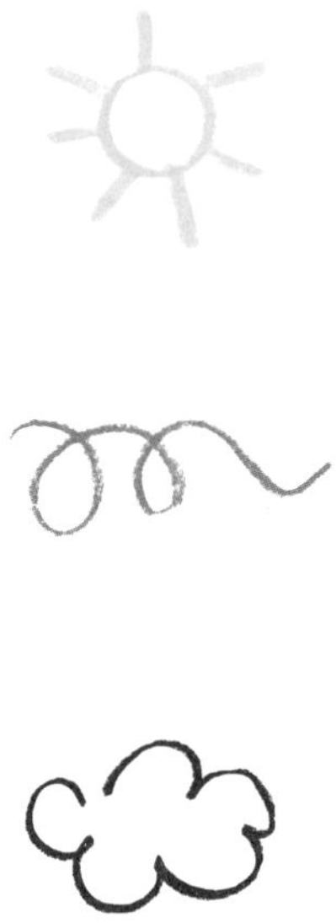

Aquí tienes un pequeño sudoku. Completa los dos encasillados de forma que solo aparezca una vez la misma imagen en una línea vertical u horizontal.

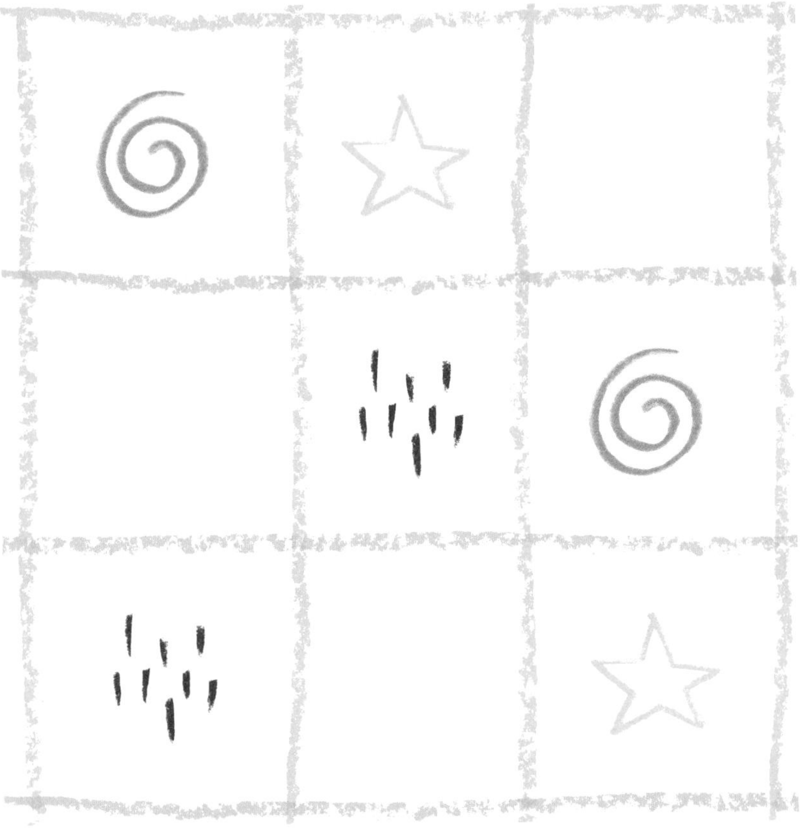

Concentrarse

Cuando observamos atentamente, estamos concentrados. La concentración es otra palabra para designar la atención.

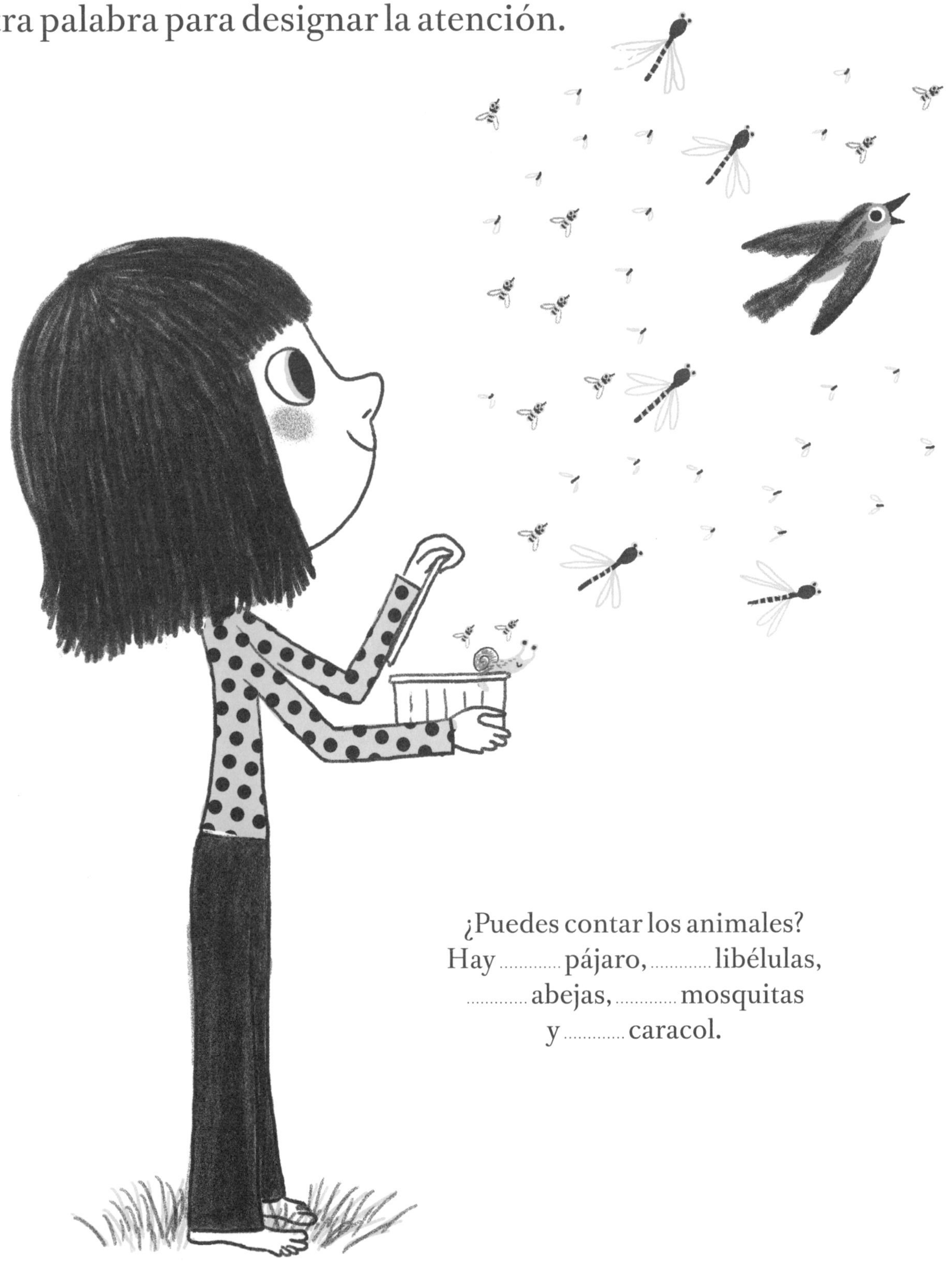

¿Puedes contar los animales?
Hay .... pájaro, ... libélulas,
.... abejas, ... mosquitas
y .... caracol.

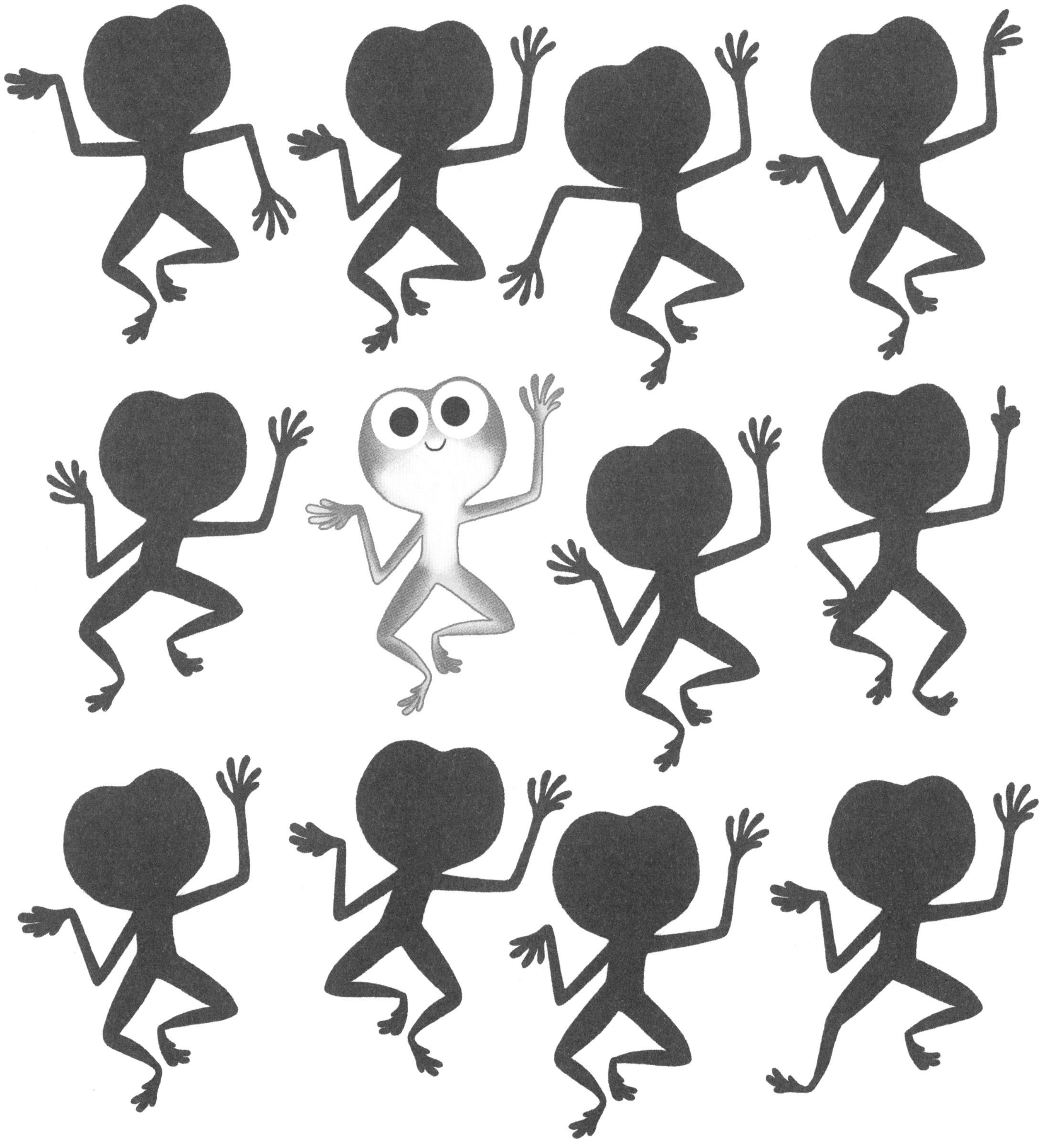

Encuentra la sombra que corresponde exactamente a la rana.

Muscular la memoria

Dentro de nuestra memoria hay muchos huecos, muchas cosas que olvidamos. Pero podemos entrenar el «músculo» de la memoria prestando mucha atención.

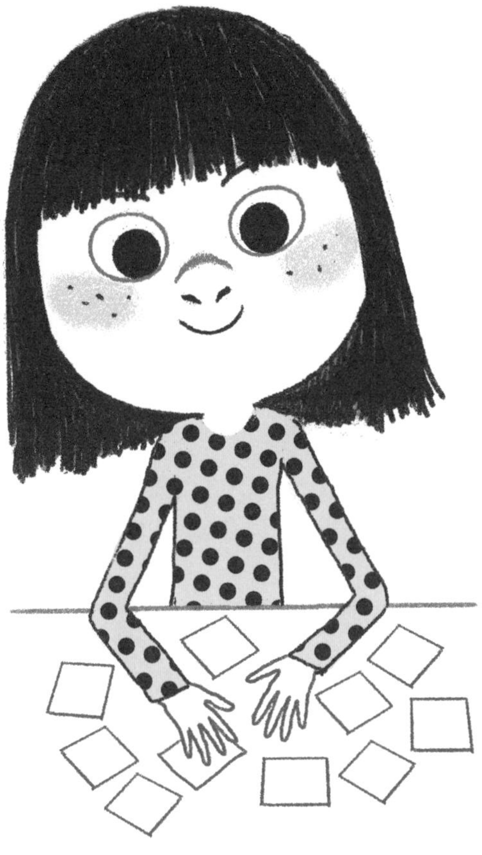

PREPARACIÓN DEL JUEGO DE MEMORIA

Recorta estas fichas. Escribe el nombre de lo que representa cada imagen.

DESARROLLO DEL JUEGO

Para 2 jugadores

1. Baraja las fichas y colócalas boca abajo sobre la mesa.
2. El primer jugador vuelve dos fichas. Si son idénticas, se las guarda y vuelve dos más.
3. Si no son idénticas, las deja donde estaban y ahora es el segundo jugador el que vuelve dos fichas. Gana el que consigue más parejas.

Para 1 jugador

También puedes jugar tú solo(a). El juego termina una vez has encontrado todas las parejas.

¿Notas la tensión cuando tratas de recordar? ¡Y no te olvides de respirar!

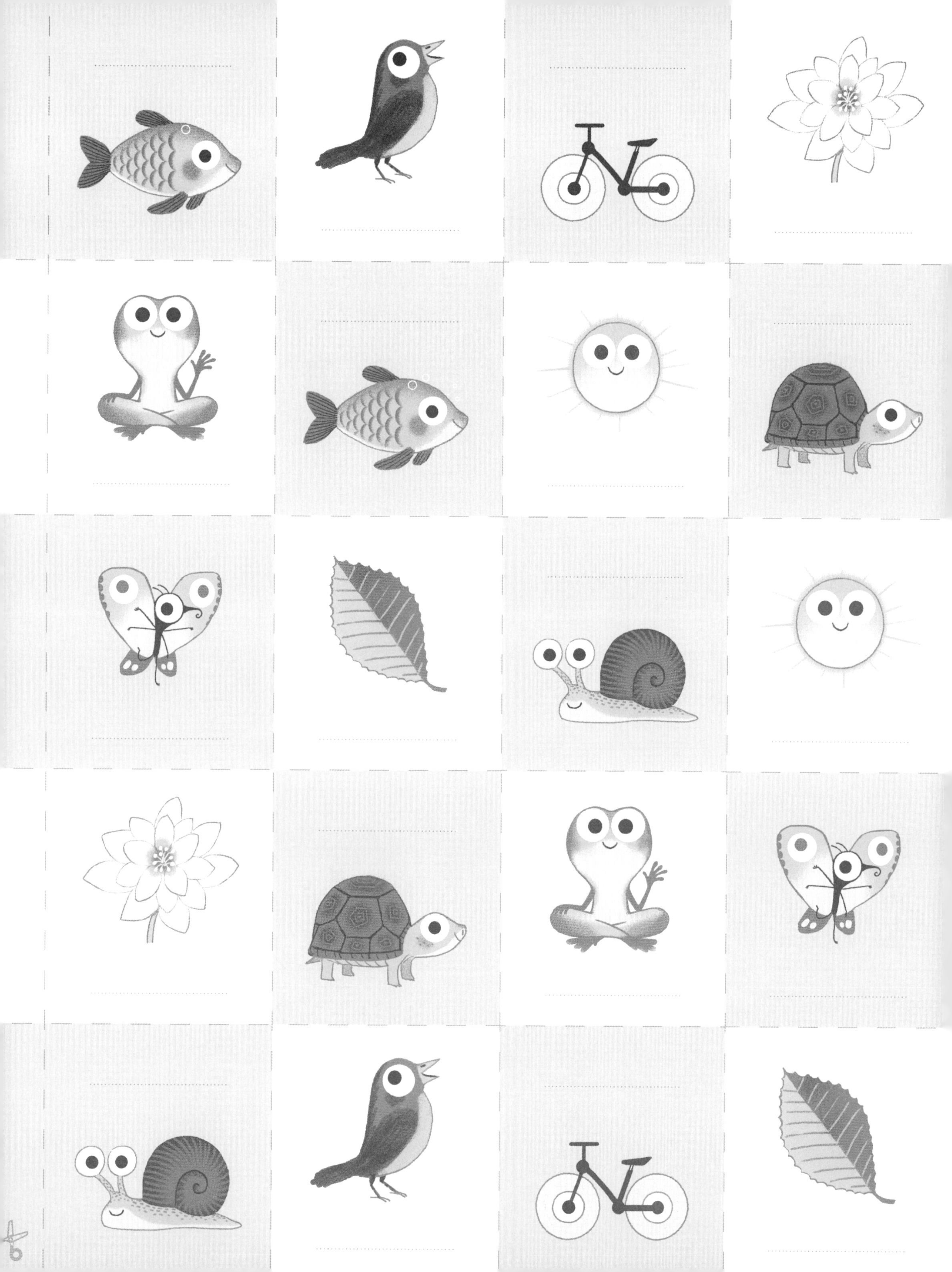

Pintar un mandala

Un mandala es una forma redonda que te ayuda a meditar. Se empieza siempre por un punto en el centro. Píntalo de los colores que prefieras.

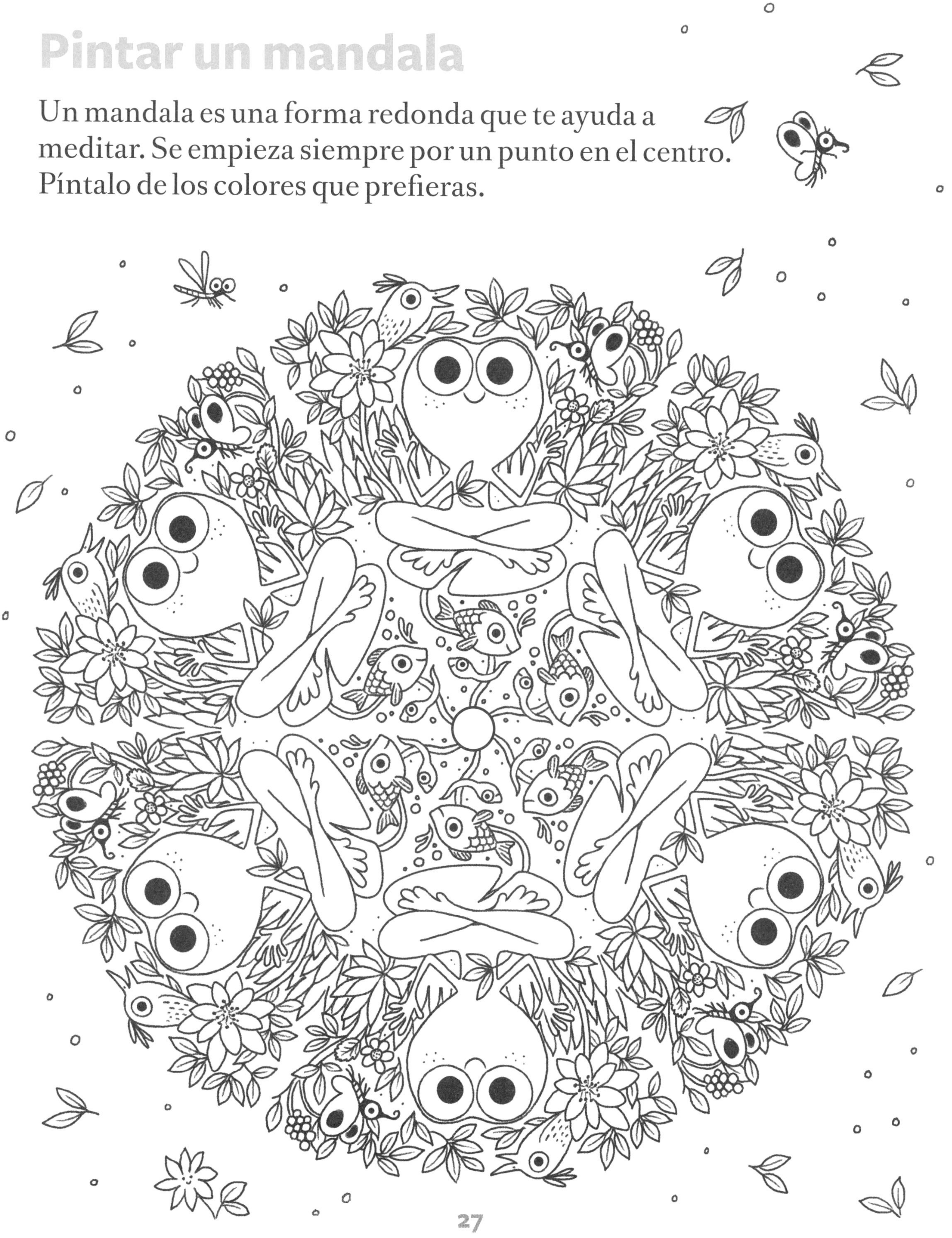

2.
Tu cuerpo es tu mejor amigo

Tomar conciencia del propio cuerpo es otra forma de prestar atención. El cuerpo es muy importante. A menudo lo descuidamos, solo pensamos en él cuando nos duele algo. Experimentar el propio cuerpo permite sentirse mejor y percibir los propios límites (cuando se está cansado o se ha comido demasiado, por ejemplo).

Como la respiración,
tu cuerpo está siempre
contigo. Es tu mejor amigo.

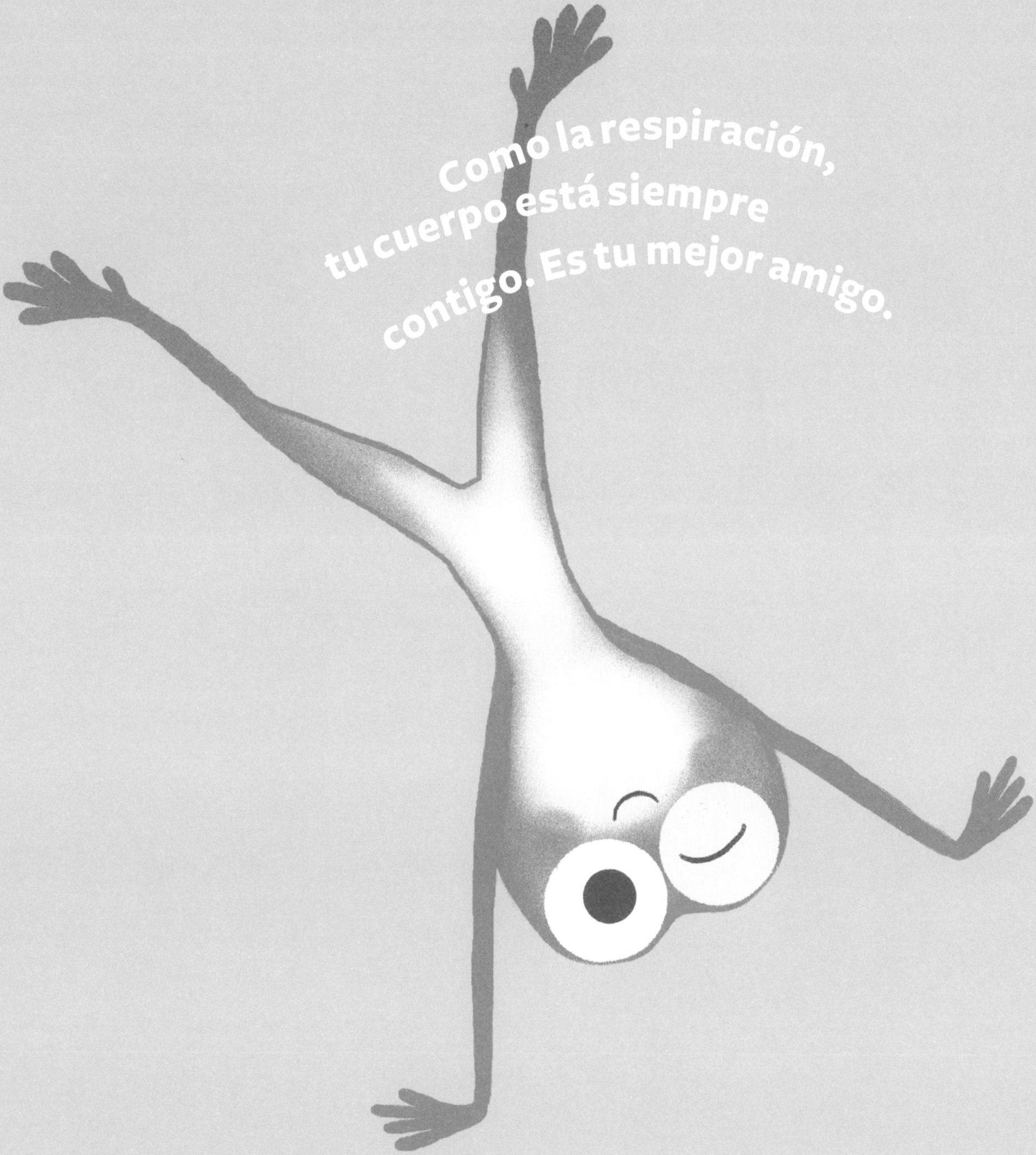

Mover el cuerpo

Durante estos ejercicios de yoga, puedes empezar a escuchar tu cuerpo. Cuando contienes la respiración, cuando sientes algún dolor, tu cuerpo te dice que prestes atención y aflojes. ¡Es bueno escuchar al propio cuerpo!

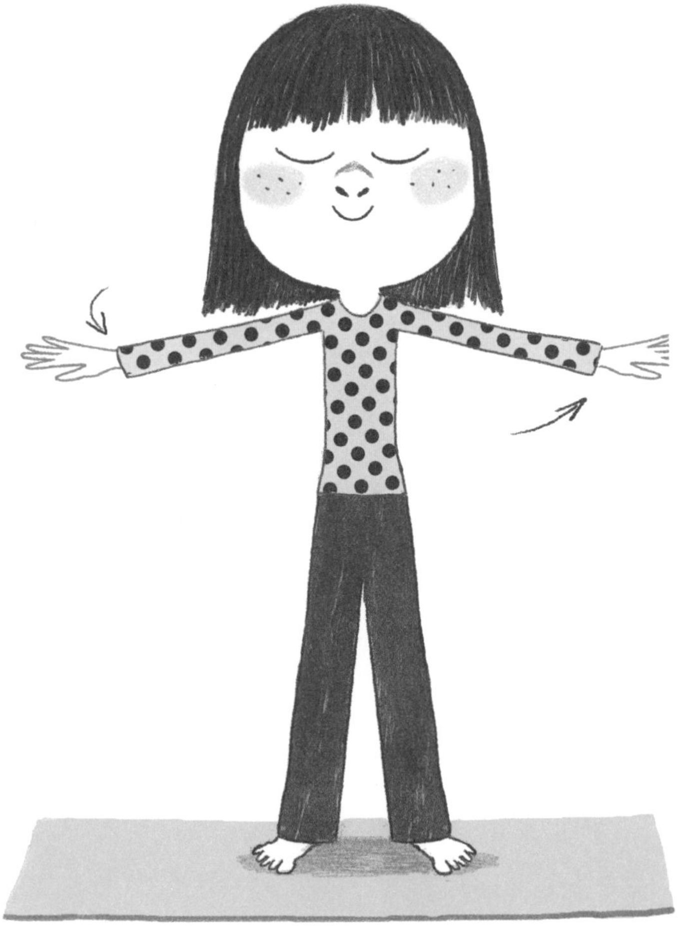

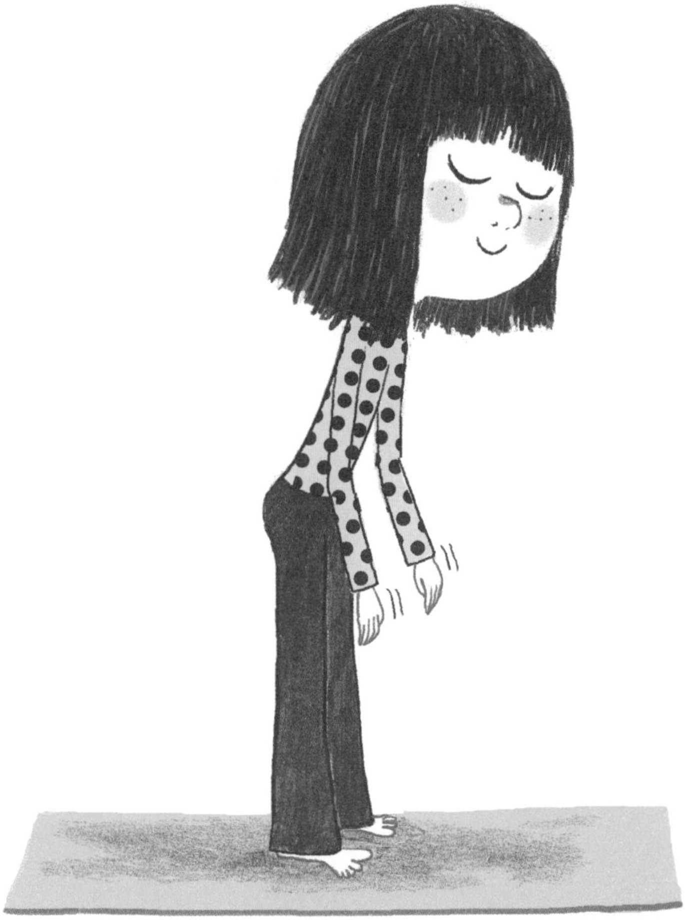

CD 1

EL YOGA DEL MOLINO DE VIENTO

Este ejercicio fortalece tu corazón y te permite equilibrar el cuerpo.

CD 2

LOS PEQUEÑOS CUENCOS

Cuando te das golpecitos en el cuerpo con las manos, te sientes refrescado(a) y en buena forma.

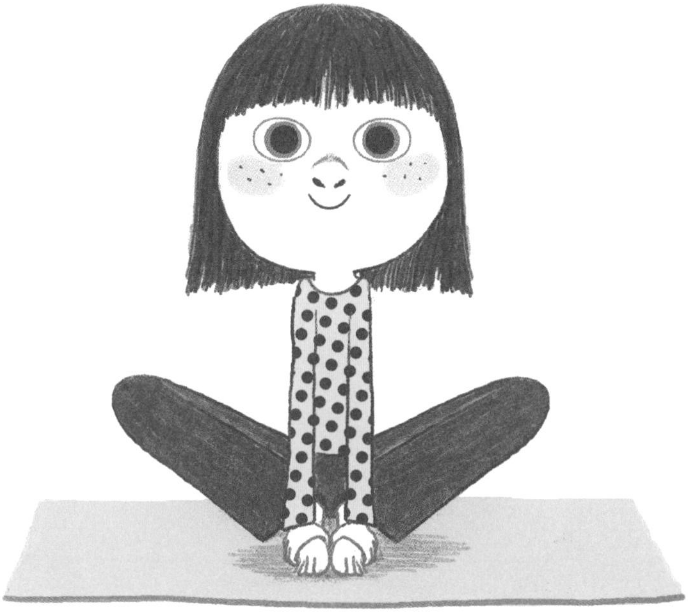

CD 3

El yoga de la mariposa

Mover las alas como una mariposa te refuerza la espalda y hace que tus caderas sean más flexibles.

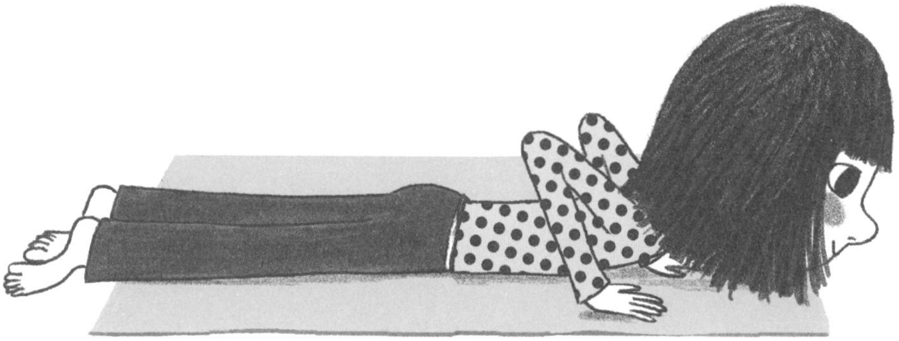

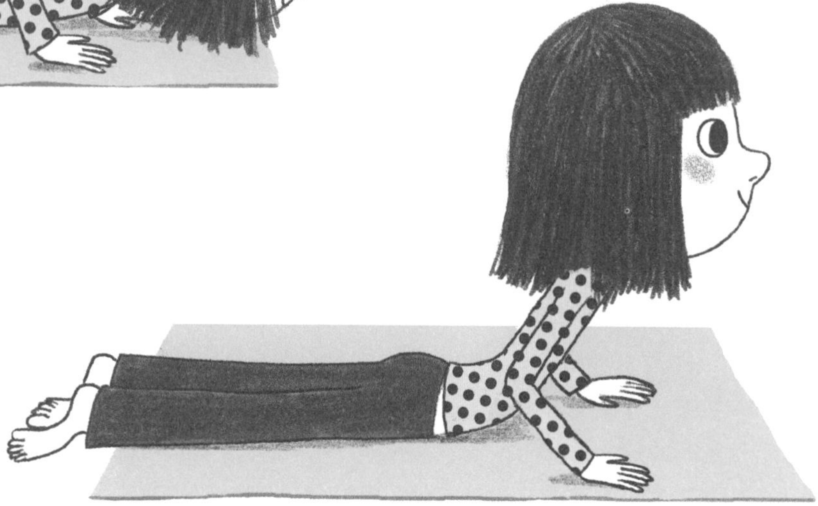

CD 4

La cobra amable

Este ejercicio te abre el corazón y refuerza los músculos del vientre.

Aprender a parar

A veces hacemos cosas sin saber muy bien por qué: comemos, nos ponemos nerviosos, nos inquietamos. Es importante encontrar un rato para parar. Todos tenemos un botón de pausa, ¡tú también! ¿Dónde crees que lo tienes? Cuando lo hayas encontrado, pon la mano encima y respira tranquilamente, antes de volver a ponerte en marcha...

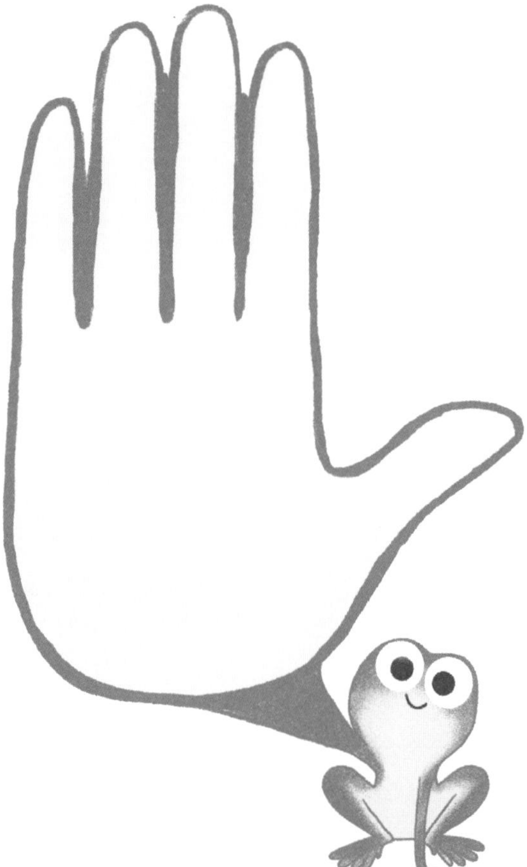

SEGÚN TÚ, ¿EN QUÉ SITUACIONES PUEDES UTILIZAR EL BOTÓN DE PAUSA? MARCA LA(S) CASILLA(S) QUE CORRESPONDA(N).

- ○ ¿Cuando te piden que pares y no lo haces?
- ○ ¿Cuando comes demasiado?
- ○ ¿Cuando juegas con la tableta durante más de media hora?
- ○ ¿Cuando crees que algo no funciona en casa de alguien?
- ○ ¿Cuando te peleas con alguien?
- ○ ¿Cuando estás muy nervioso(a)?

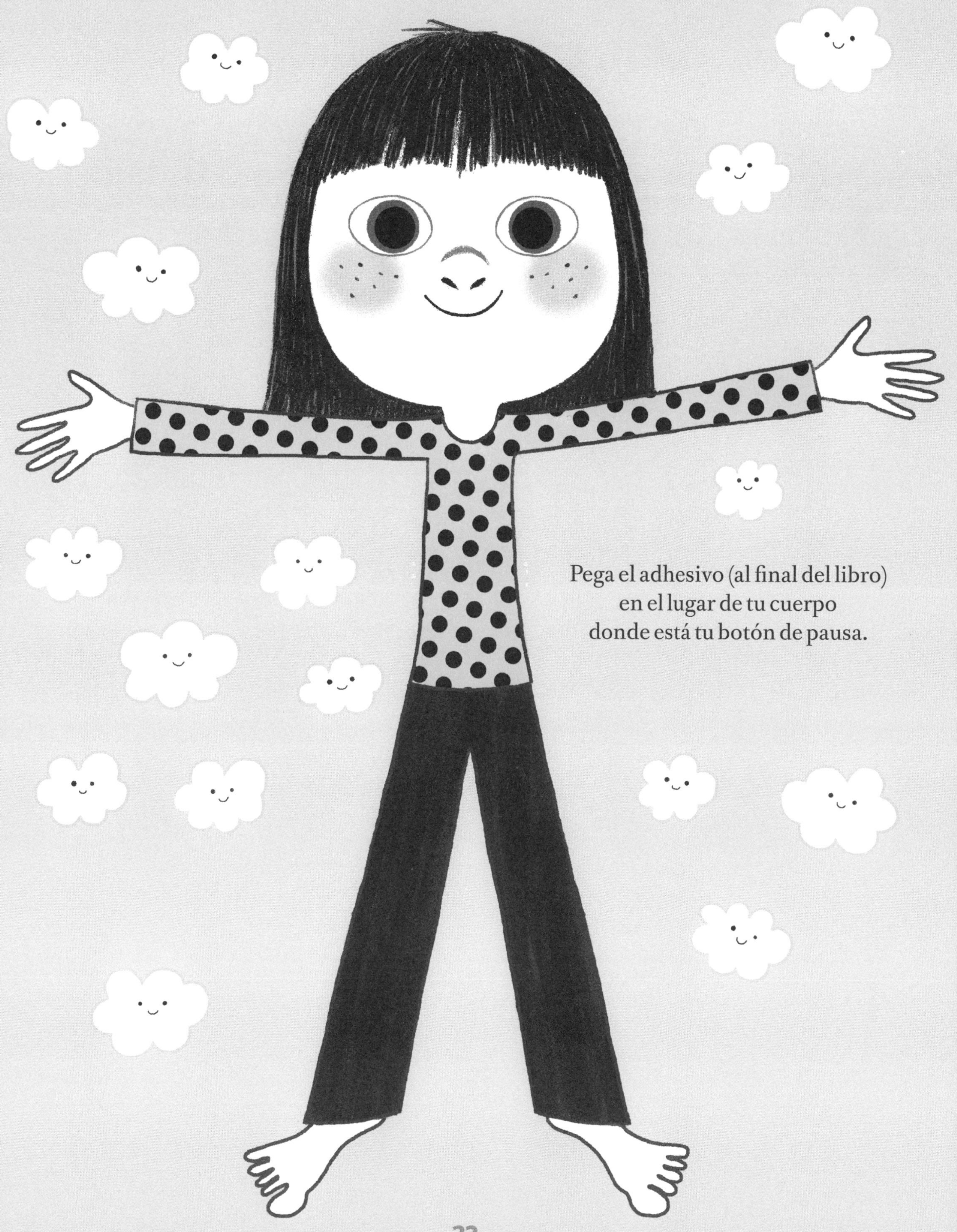

Pega el adhesivo (al final del libro)
en el lugar de tu cuerpo
donde está tu botón de pausa.

Una pausa musical

Con esta canción, «Juan pequeño baila», viajarás a todas las partes de tu cuerpo.

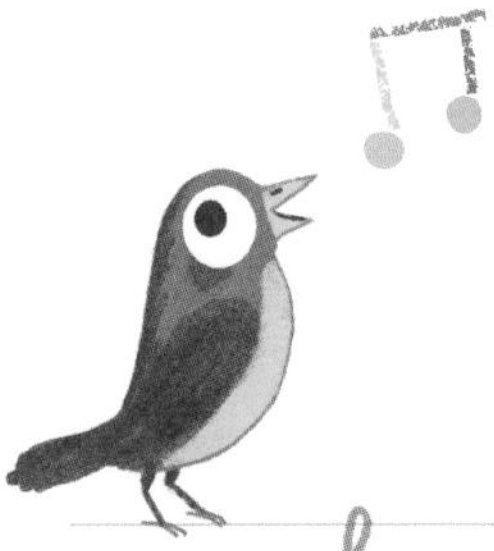

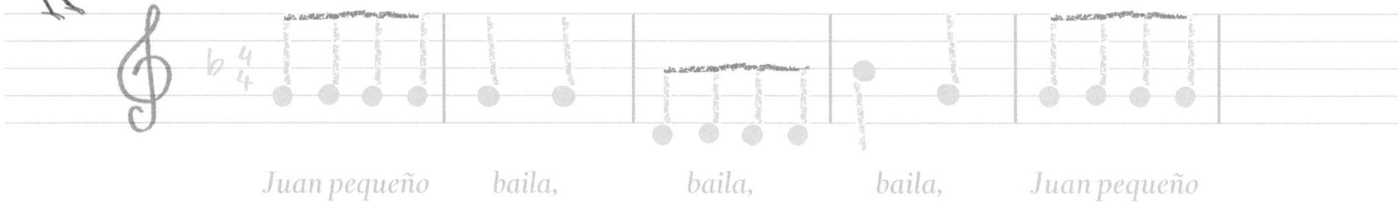

Juan pequeño baila,
baila, baila, baila.
Juan pequeño baila,
baila con el dedo.
Con el dedo, dedo, dedo,
así baila Juan pequeño.

Juan pequeño baila,
baila, baila, baila.
Juan pequeño baila,
baila con la mano.

Con la mano, mano, mano,
con el dedo, dedo, dedo,
así baila Juan pequeño.

Juan pequeño baila,
baila, baila, baila.
Juan pequeño baila,
baila con el codo.

Con el codo, codo, codo,
con la mano, mano, mano.
Con el dedo, dedo, dedo,
así baila Juan pequeño.

...Continúa la canción con el pie,
con la oreja, con la nariz, etc.

TUS TARJETAS DE RECORDATORIO: puedes pegarlas en la puerta de tu habitación, sobre tu escritorio o regalárselas a alguien.

Cuando estoy tenso(a),
soy como un espagueti crudo.

Cuando estoy relajado(a),
soy como un espagueti
bien cocido.

Siento que se me abre el corazón

y me siento conectado(a)
a todos los humanos
y a todos los niños del mundo.

No puedo dejar de pensar,
pero puedo dejar
de escuchar mis pensamientos.

Soy como un árbol joven,
fuerte y flexible. Pueden
afectarme muchas cosas,
pero soy fuerte.

Aunque esté tranquilo(a),
siempre hay algo que se mueve
en mi interior...

Es mi respiración...

Mi atención
es como
una lamparita.
La puedo dirigir
hacia fuera
y hacia mi
interior.

Deseo sentirme
seguro(a).
Deseo ser
feliz... de todo
corazón.

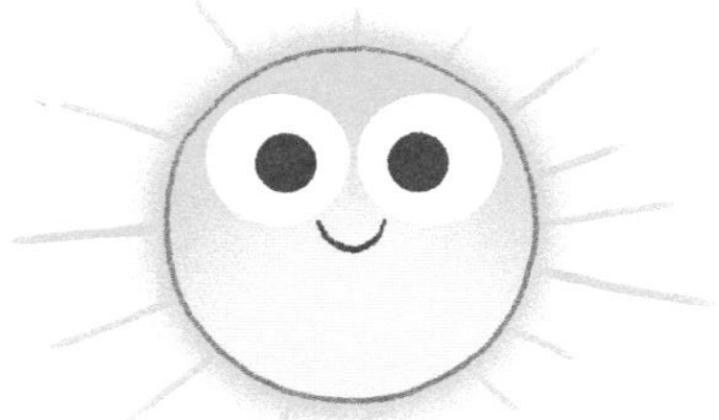

Hoy,
**presto atención a las cosas
que me agradan.**

La habitación del corazón

Si tu corazón fuese una habitación, ¿qué habría en su interior? Dibuja lo que te imaginas.

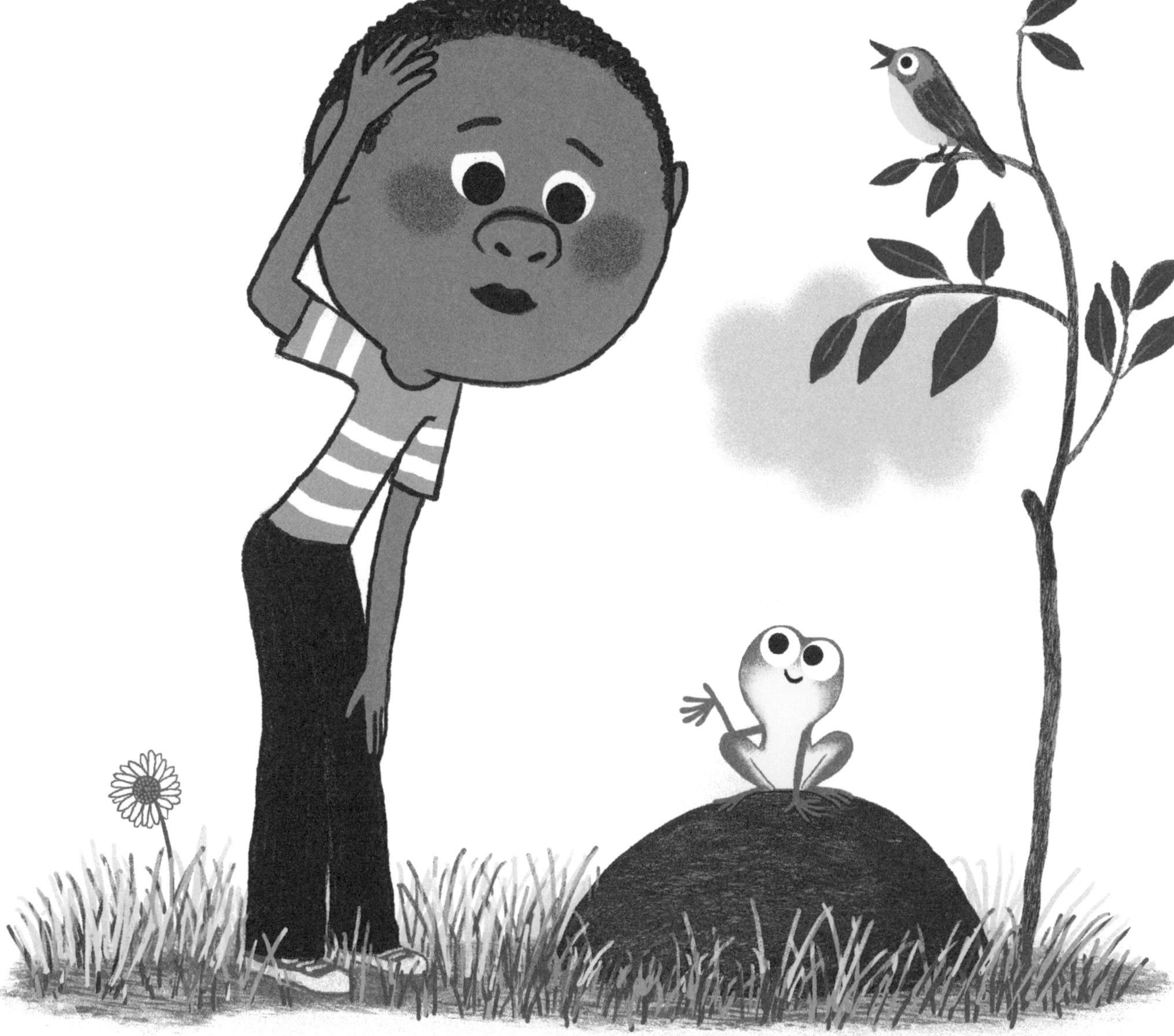

EL NIÑO VALIENTE

ÉRASE UNA VEZ UN NIÑO que tenía mucho ánimo. Se levantaba cada mañana lleno de energía, corría, se divertía todo el día y se acostaba tarde, ¡sin tan siquiera estar cansado! Estaba seguro de que todos los días de su vida serían así.

Pero una mañana despertó con un fuerte dolor de cabeza. Se levantó muy despacio y salió a tomar el aire gimiendo: «Pero ¿qué me pasa? ¡Me duele! ¡Me duele! ¡Me duele!» Y gritaba, chillaba y pataleaba, porque temía que aquel dolor no terminara nunca.

Fue entonces cuando yo, la rana, me acerqué y le dije: «¿Has visto esa margarita que tienes a tus pies? ¿Era tan bonita ayer?» Pero él no escuchaba y gritaba: «¡Ay, ay, ay, me duele!» Porque cuesta trabajo interesarse por otra cosa cuando uno siente dolor. Entonces le pellizqué en el brazo para llamarle la atención e insistí: «¿Oyes el canto de los pájaros? ¿Cantan la misma canción esta mañana?» Dejó de gemir para escuchar. Lo aproveché para invitarle a mirar hacia arriba: «Y las nubes que corren por el cielo, ¿tendrán la misma forma mañana?»

El niño se había callado y miraba a su alrededor, tranquilamente. Al cabo de un rato, le pregunté: «Y ahora, ¿cómo está tu cabeza?» Él, sorprendido, exclamó: «¡Ostras! ¡Ya no me duele!» Sonrió. Había comprobado que, en la vida, todo pasa, todo se transforma, todo cambia.

Desde aquel día, el niño ha llevado una vida normal, es decir, con altibajos. Pero haciendo caso solo a su valor, cada vez que se encuentra con alguien le anuncia la buena nueva: «Cuando algo no va bien, no te preocupes, ¡tarde o temprano cambiará!»

3. La aventura de los cinco sentidos

Cuando somos bebés, descubrimos el mundo
y miramos las cosas de verdad.
Las tocamos, las escuchamos, las probamos.
Después, empezamos a pensar y tenemos siempre una
opinión sobre todo: es bonito, es feo, es bueno, apesta.
Mirar, tocar, oler, escuchar, gustar, todo esto puede llegar
a ser una verdadera aventura.

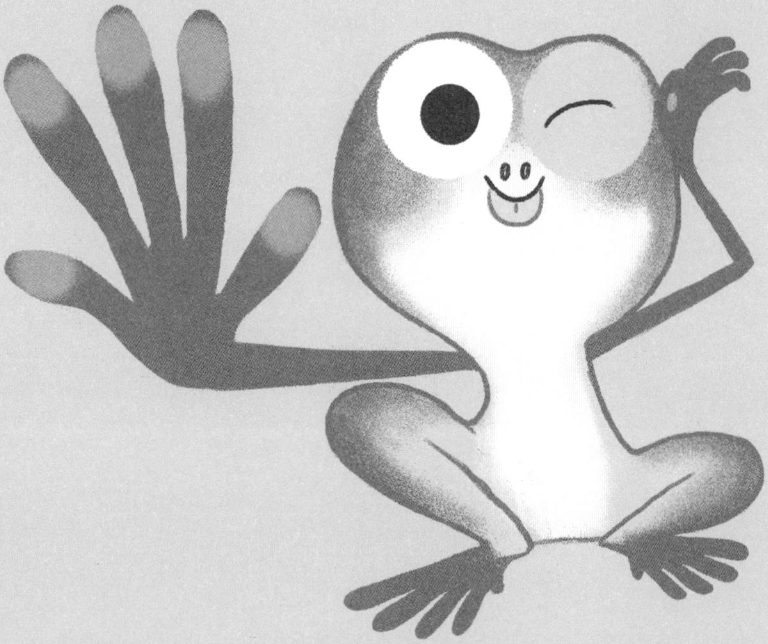

Tan solo percibir, tan solo estar atento(a):
podemos ejercitar los sentidos
como los músculos, utilizándolos.
¿Estás listo(a)?

Mirar...

¿Qué se ve cuando uno mira
de verdad, con los ojos
y no con la cabeza?

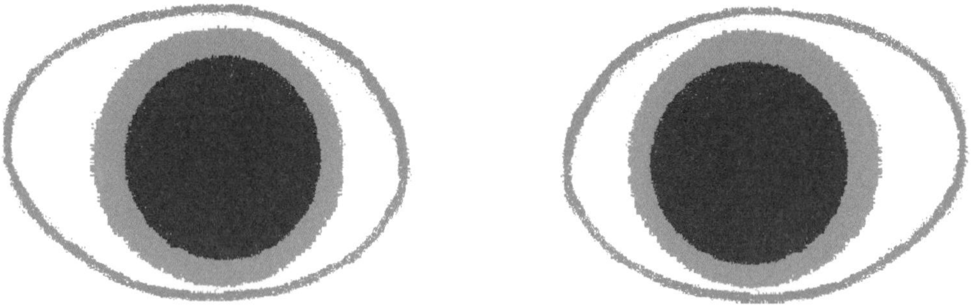

ABRE TUS SENTIDOS: EJERCICIO EN PAREJA

Ponte delante de tu padre o de tu madre,
de uno de tus hermanos o de un amigo.

Cuando miras sus ojos,
¿qué ves?

¿Cuáles son los distintos
colores que observas?

Cuando miras sus
cabellos, ¿qué ves?

¿Son de un mismo color
o ves otras cosas?

¿Y la boca?
¿Qué ves cuando sonreís
uno y otro?

¿Es solamente la boca
la que sonríe? ¿O notas
algo más?

**Os habéis visto
de verdad uno a otro.
Y eso es siempre
extraordinario.**

... y tocar

OTRO EJERCICIO EN PAREJA

Coge la mano de tu padre o de tu madre, de uno de tus hermanos o de un amigo.

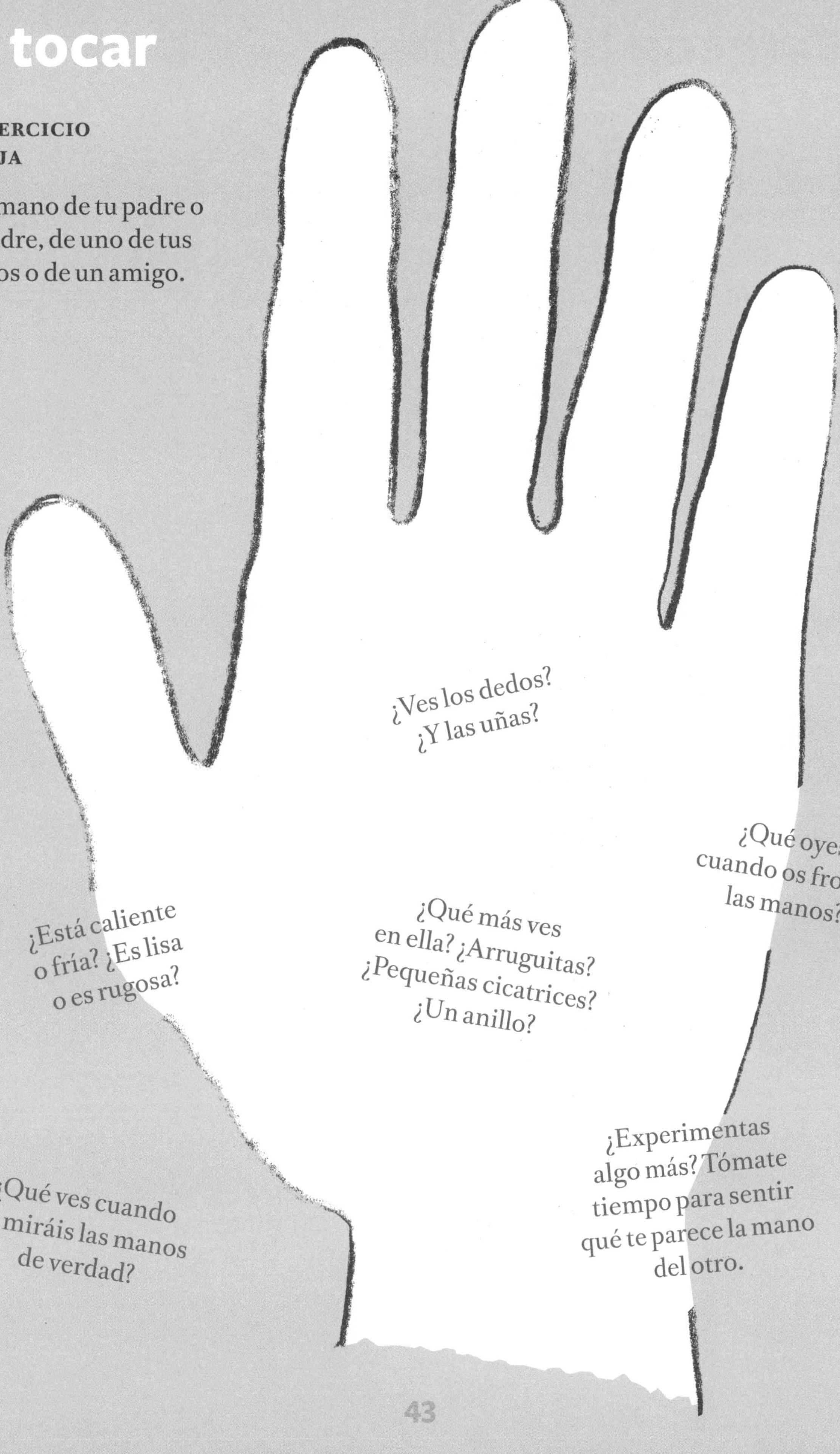

¿Ves los dedos? ¿Y las uñas?

¿Qué oyes cuando os frotáis las manos?

¿Está caliente o fría? ¿Es lisa o es rugosa?

¿Qué más ves en ella? ¿Arruguitas? ¿Pequeñas cicatrices? ¿Un anillo?

¿Experimentas algo más? Tómate tiempo para sentir qué te parece la mano del otro.

¿Qué ves cuando os miráis las manos de verdad?

Probar con atención...

A menudo, cuando comes, tragas a toda velocidad. No prestas atención al sabor de los alimentos. Cuando cocinas, tomas conciencia de todos los ingredientes de la receta. Y cuando pruebas tu plato, descubres muchos sabores sorprendentes.

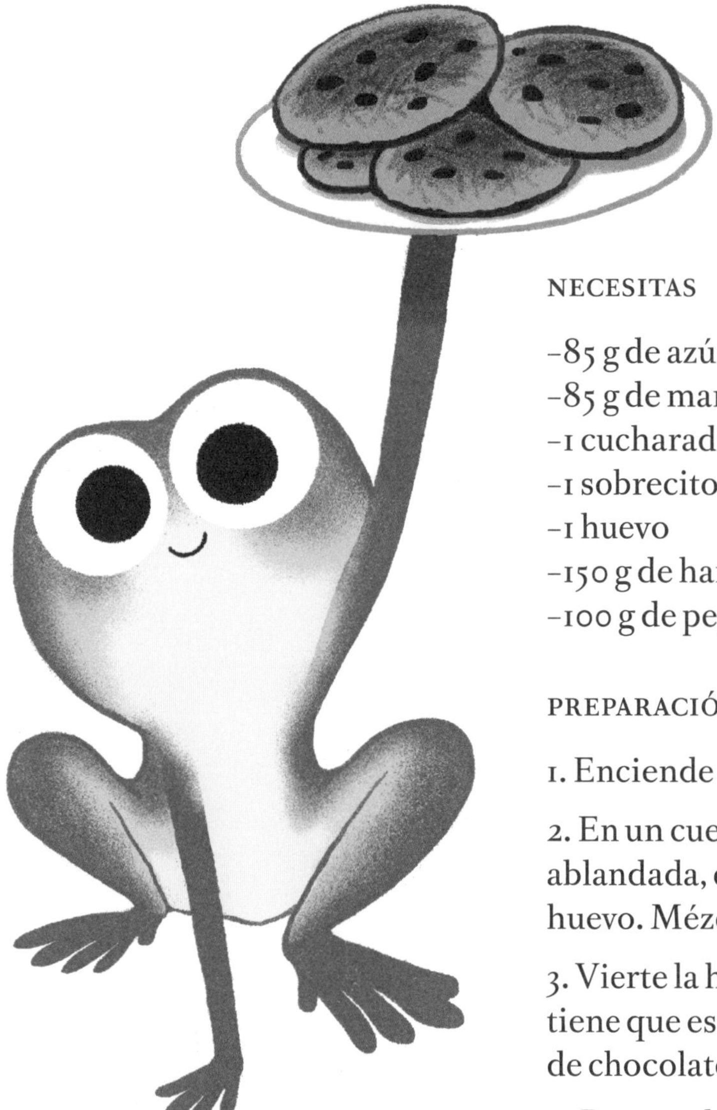

¡¡ÑAM!!
cookies
PARA 4 GOLOSOS

NECESITAS

–85 g de azúcar extrafino
–85 g de mantequilla
–1 cucharadita de bicarbonato sódico
–1 sobrecito de azúcar de vainilla
–1 huevo
–150 g de harina
–100 g de pepitas de chocolate

PREPARACIÓN

1. Enciende el horno a termostato 6 (180 °C).

2. En un cuenco grande, mete la mantequilla ablandada, el azúcar, el bicarbonato sódico y el huevo. Mézclalo con una cuchara de madera.

3. Vierte la harina despacio y remuévelo: la pasta tiene que estar bien lisa. Luego añade las pepitas de chocolate.

4. Pon una hoja de papel sulfurado sobre la bandeja del horno y haz montoncitos con la pasta.

5. Pide a un adulto que meta la bandeja en el horno durante 10 minutos. Cuando los bordes de las cookies empiecen a ennegrecerse, ¡ya están listas!

...¡emociona!

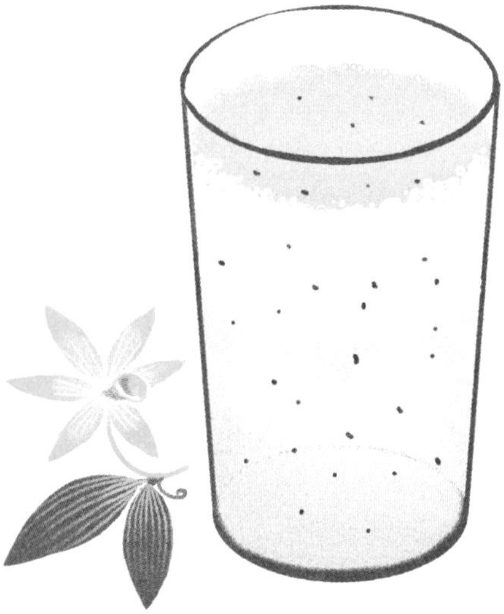

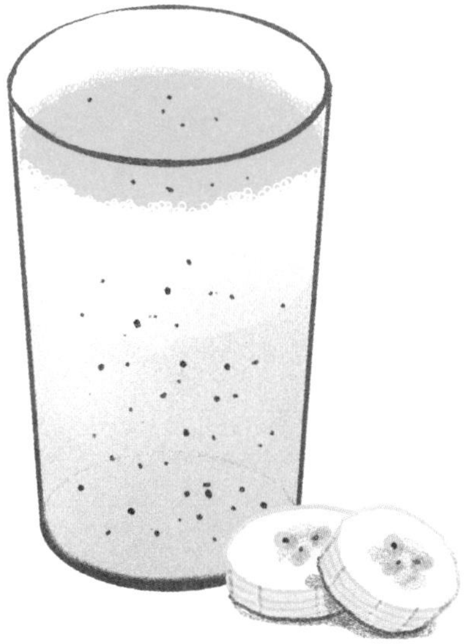

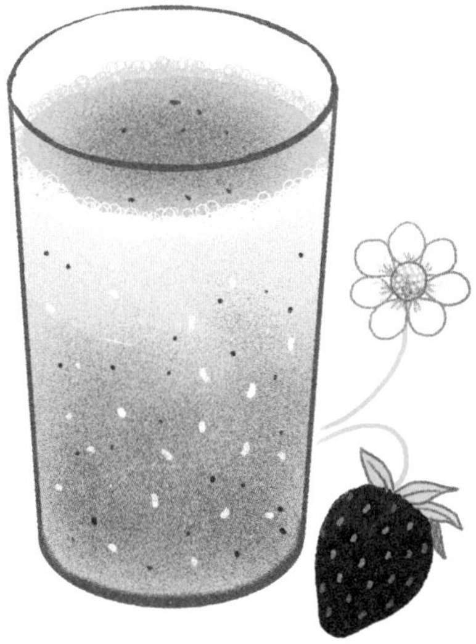

BATIDO DE LECHE
de vainilla

2 bolas de helado de vainilla
+ 1 taza de leche (30 cl)
+ 1 cucharada de miel

BATIDO DE LECHE
de plátano

mismos ingredientes
+ 1 plátano

BATIDO DE LECHE
de fresa

mismos ingredientes
+ 250 g de fresas

¿Qué textura tiene en la boca?

¿Qué sabores distintos notas? ¿Es fresco, dulce, etc.?

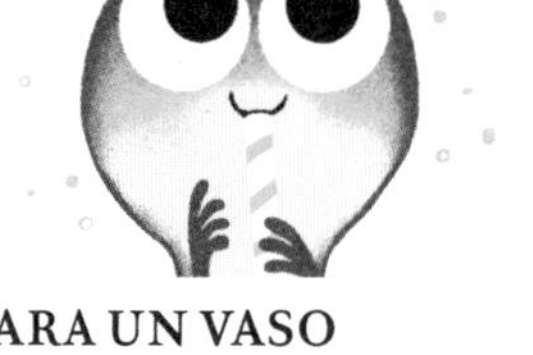

PREPARACIÓN PARA UN VASO

1. Mete todos los ingredientes en una batidora.

2. Bate la mezcla hasta obtener un batido de leche bien espumoso.

3. Viértelo en un vaso: ¡la degustación puede empezar!

Oler los olores

El mundo está lleno de olores. La mayor parte del tiempo no nos fijamos en ellos. Si acaso, solo en los buenos (¡mmm!) o los malos (¡puag!).

jabón

1. En este ejercicio, utilizarás la nariz de verdad para oler y solo oler. Como un detective que quiere saber: ¿qué es esto? ¿Qué huelo ahora mismo? Sin decir: «esto huele bien» o «esto apesta». ¿Estás listo(a)? ¡Trata de encontrar el máximo de elementos indicados en esta página y huélelos!

esmalte de uñas

una goma

pintura

vinagre

2. ¿Con qué olor te sientes a gusto?

3. Si hoy sales de casa, presta atención al primer olor que percibas.

la basura

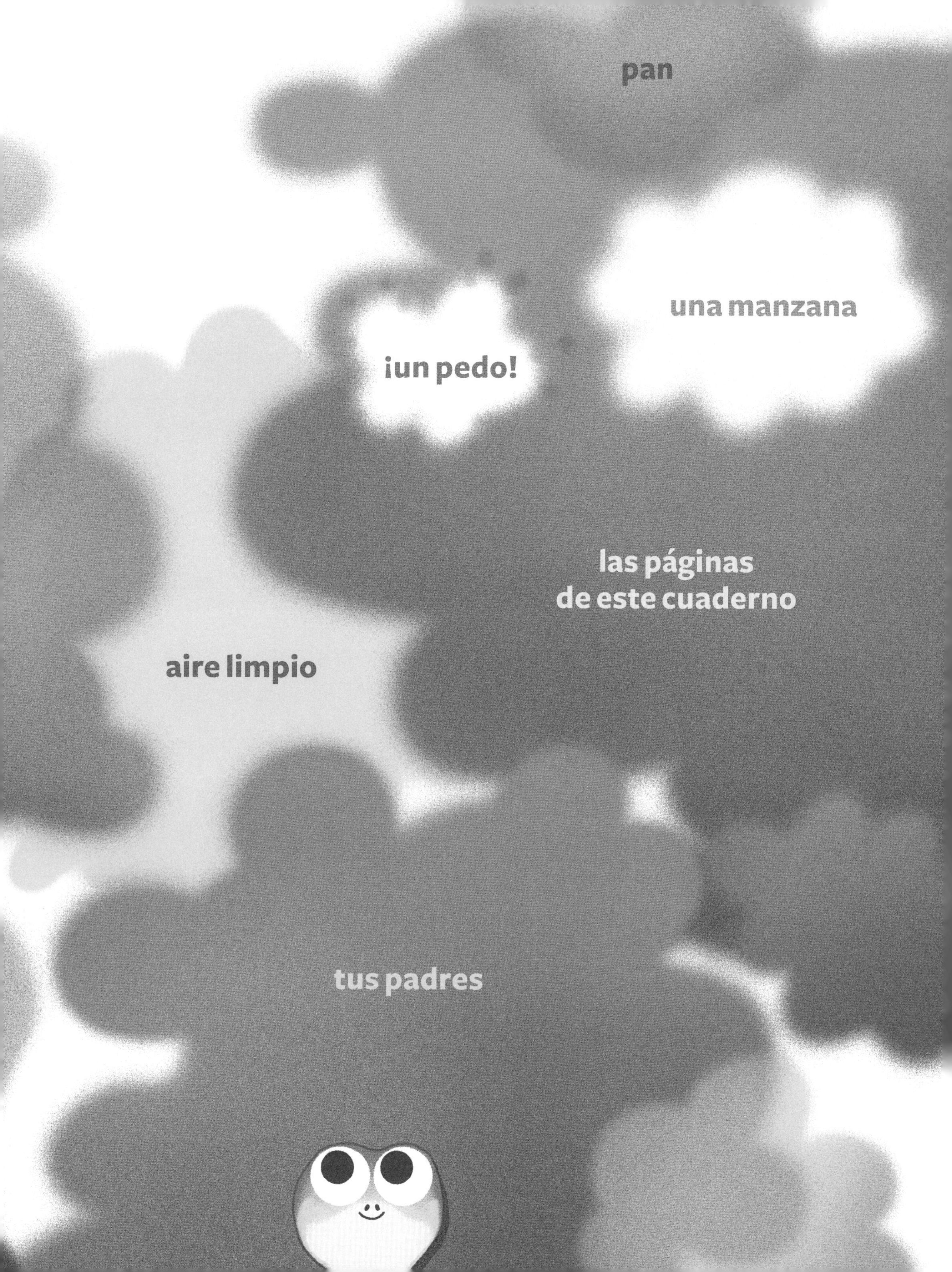
pan
una manzana
¡un pedo!
las páginas
de este cuaderno
aire limpio
tus padres

¡Vivan los masajes!

Tocarse unos a otros es una necesidad vital. La piel es nuestro órgano de los sentidos más importante. Con solo acercarnos a alguien, a veces ya sentimos calor o frío, seguridad o amenaza.

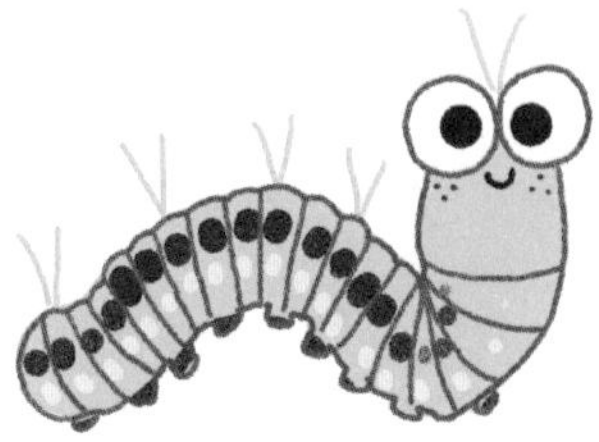

JUGAD EN PAREJA: LOS 5 GUSANITOS

Pasa los dedos por la espalda de tu padre
o de tu madre, como unos gusanitos muy traviesos
que corren a toda velocidad...
De arriba abajo y después de abajo arriba.
Sube y baja. Y vuelve a empezar varias veces.

Luego intercambiad los papeles.

¿Qué sientes cuando te dan un masaje así?

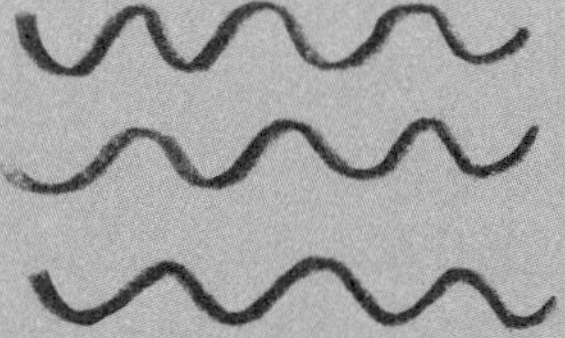

las olas

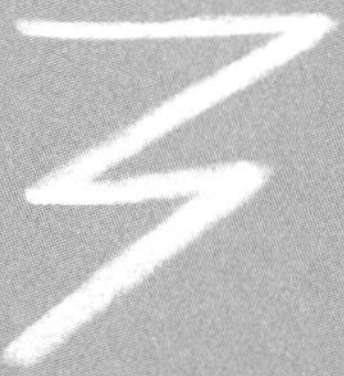

la tormenta

una nube

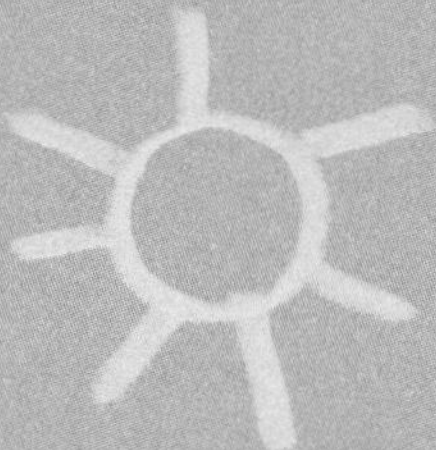

un sol

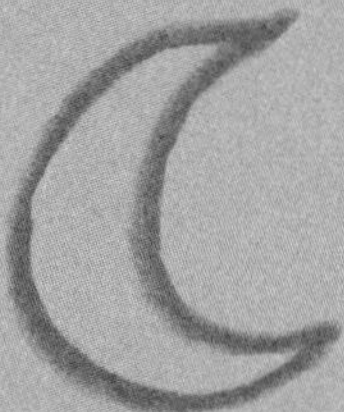

la luna

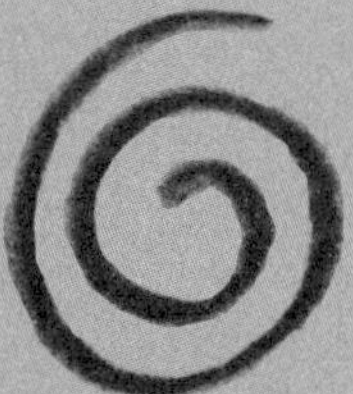

un tornado

una estrella

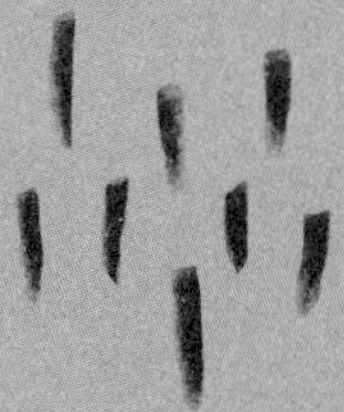

la lluvia

una flor

JUGAD EN PAREJA: LAS ADIVINANZAS

Tú dibujas algo sobre la espalda de tu madre
y ella tiene que adivinar qué es.

Al cabo de varias adivinanzas,
intercambiad los papeles.

Solo escuchar

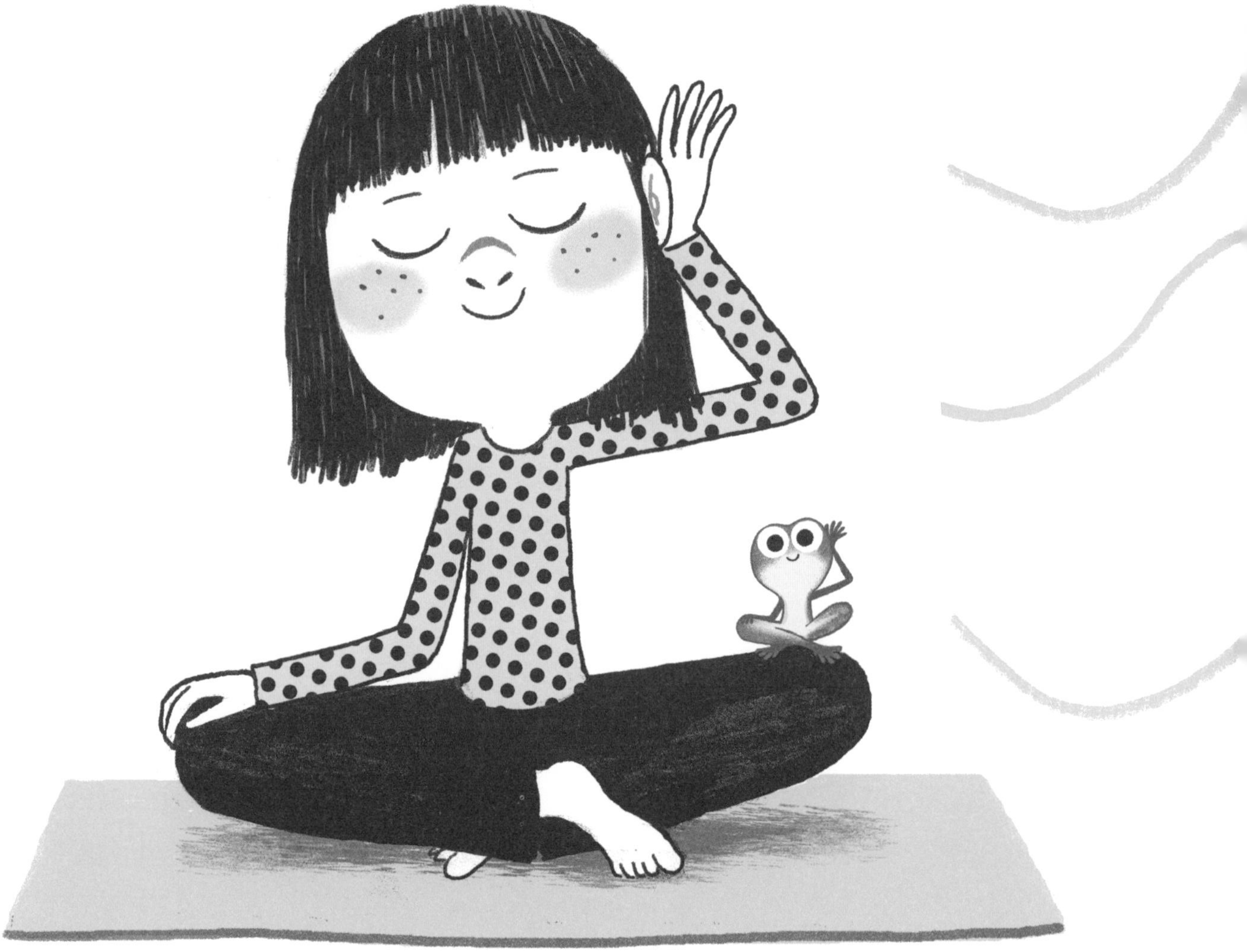

1. LOS RUIDOS QUE TE RODEAN

Siéntate, cierra los ojos
y abre los oídos.
¿Cuáles son los ruidos
que oyes ahora? ¿Son fuertes
o débiles? ¿Cercanos o lejanos?
¿Están delante o detrás?

CD 6

2. PAISAJE SONORO

Ahora escucharás todo tipo de sonidos. ¿Puedes tratar de escucharlos, como si fuese la primera vez, sin «juzgarlos» y sin intentar identificarlos a la fuerza?

La biblioteca de los ruidos

Hay multitud de ruidos que ya has oído o que puedes imaginar... ¡Ahora te toca jugar! Puedes imitar los sonidos en voz alta, dibujarlos y ponerles nombre.

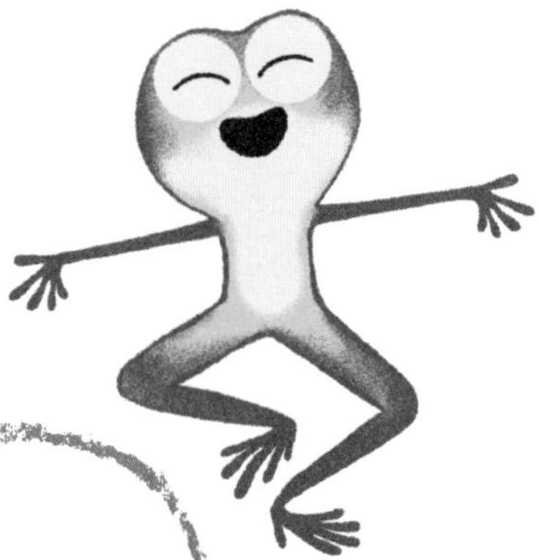

¿la rana?

¿Qué ruido hace el perro?

¿el pez?

¿la lluvia?

¿el gato?

¿el viento?

¿una moto?

¿el mono?

¿los bomberos?

¿Cuál es el ruido
de la ira?

¿de un corazón
que late?

¿de la felicidad?

¿del silencio?

¿del miedo?

de ....?

4. En tu interior hay un mundo

Experimentas muchas cosas en tu interior: pensamientos, emociones. A veces estás contento(a), a veces estás triste ¡y a veces no lo sabes! Ahora te enseñaré a identificar tus emociones, a experimentarlas y a aceptarlas.

¡Salgamos a descubrir este inmenso mundo!

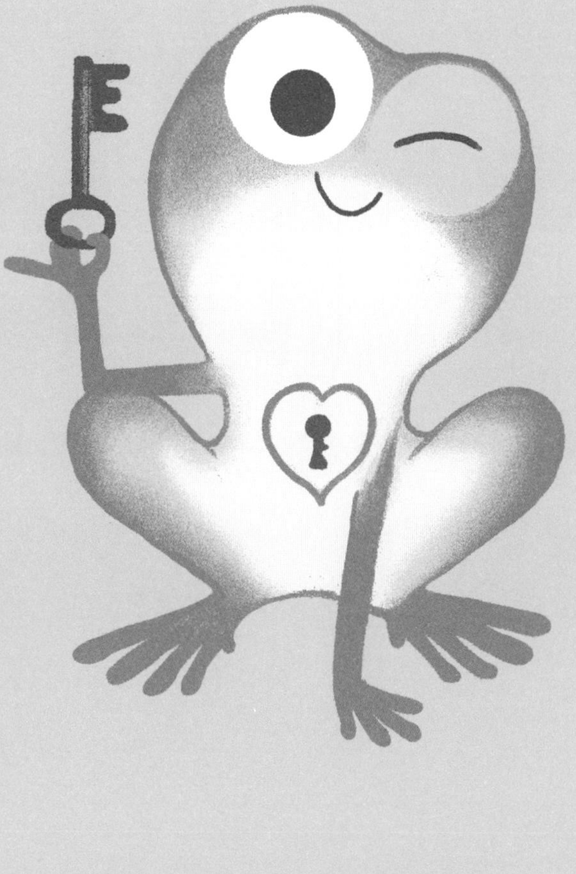

Tu tiempo interior

¿Qué tiempo hace en tu interior?
Cierra los ojos y observa lo que experimentas.

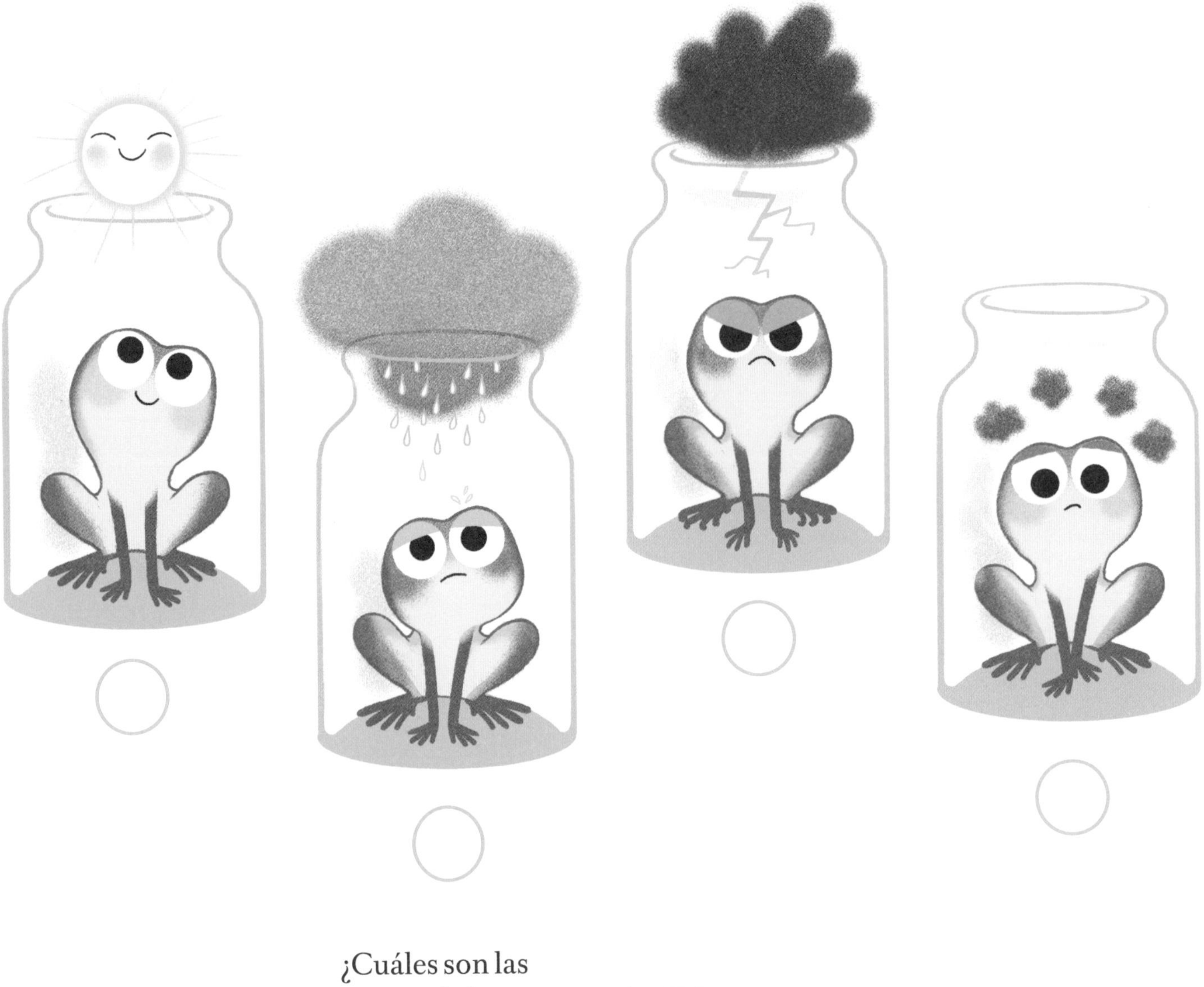

¿Cuáles son las emociones de las ranas dibujadas aquí arriba? ¿Puedes poner la letra correspondiente en cada círculo?

A - Triste
B - Enfadada
C - Contenta
D - Preocupada

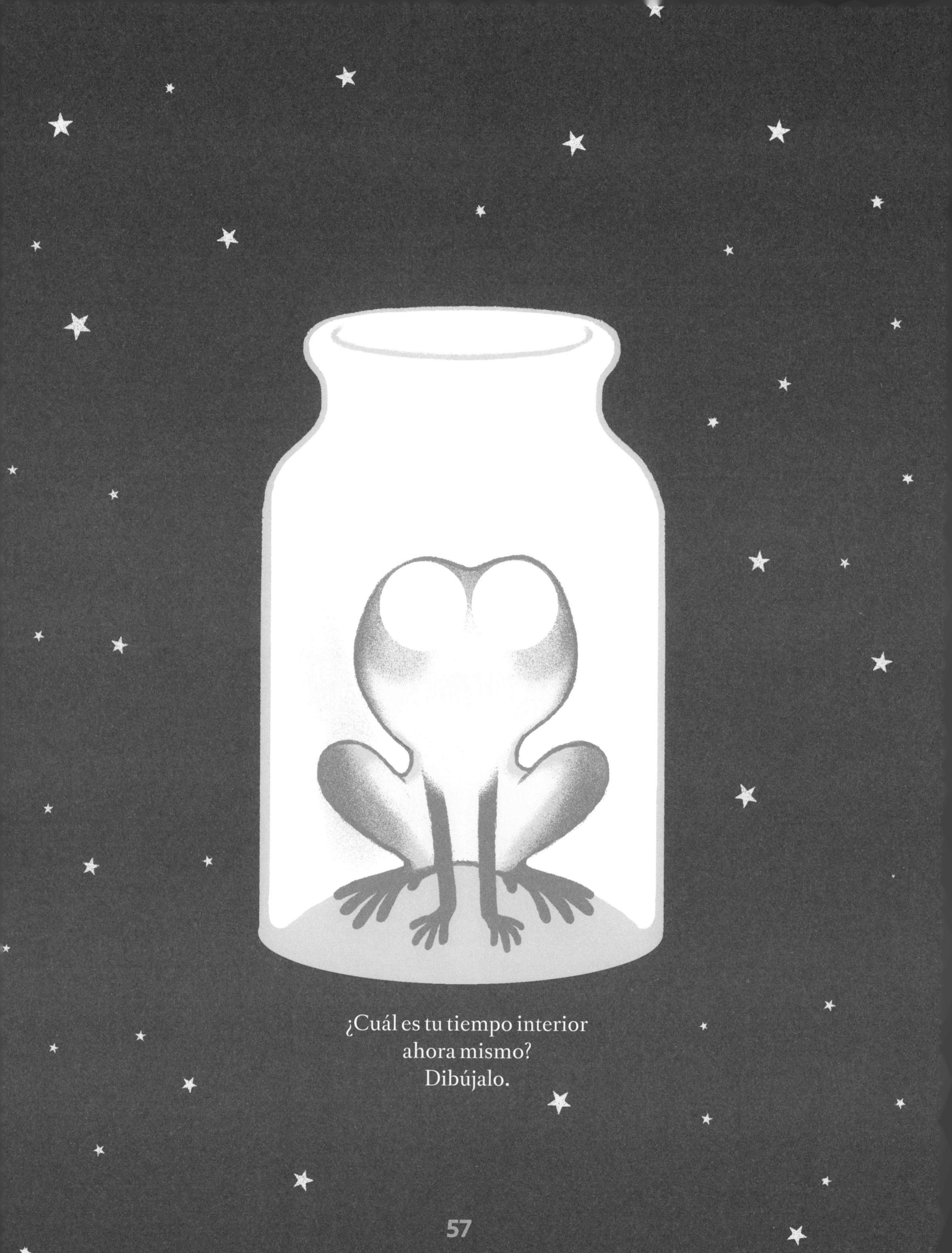
¿Cuál es tu tiempo interior
ahora mismo?
Dibújalo.

¿Cómo apagar el fuego de la ira?

Tienes derecho a estar enfadado(a). Por ejemplo, cuando te has peleado con alguien o cuando tus padres te mandan a la cama. ¿Has estado muy, muy enfadado(a)? ¿Recuerdas en qué situación? La ira puede parecer una hoguera. Entonces se necesitaría un bombero para apagarla.

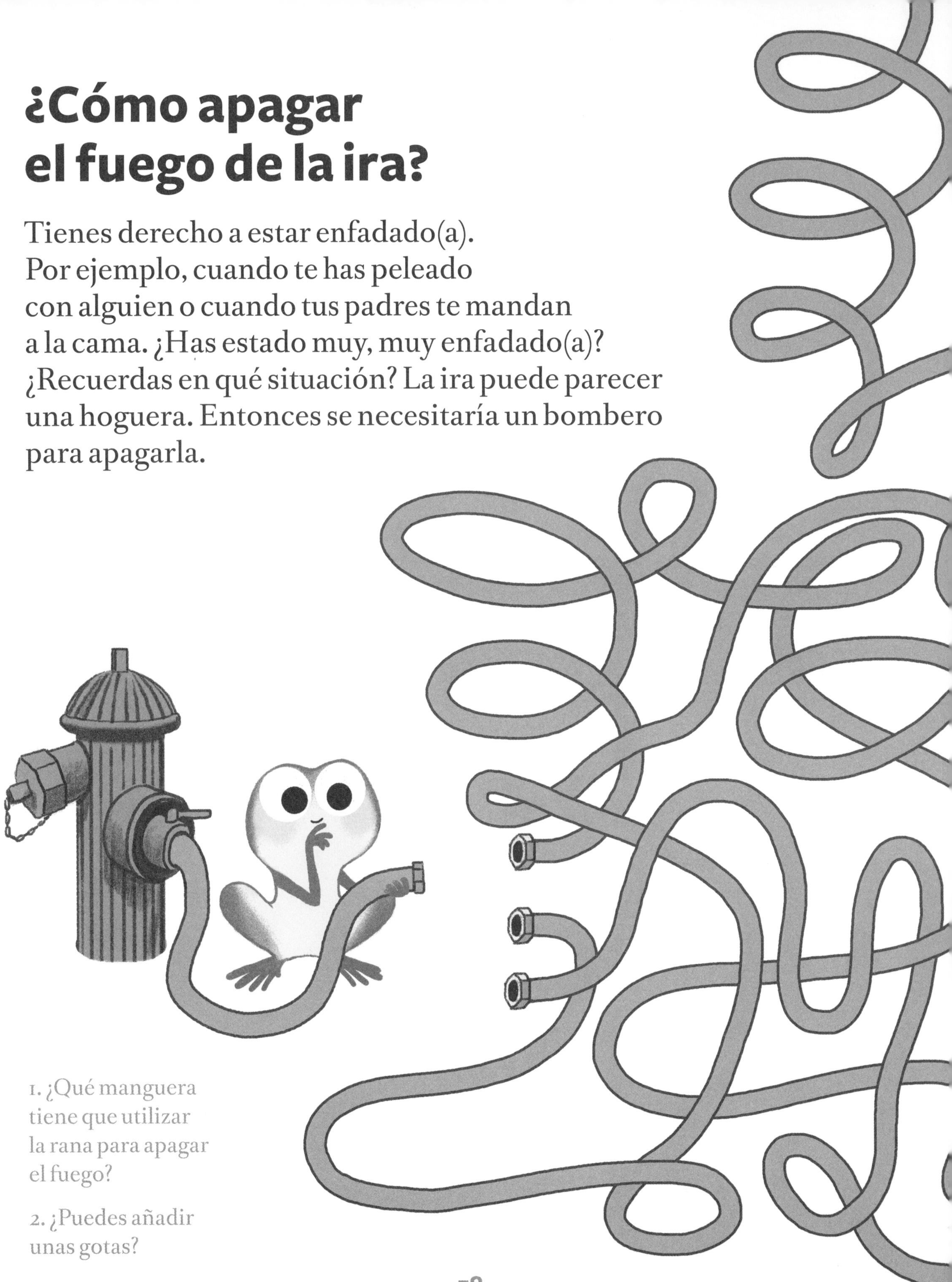

1. ¿Qué manguera tiene que utilizar la rana para apagar el fuego?
2. ¿Puedes añadir unas gotas?

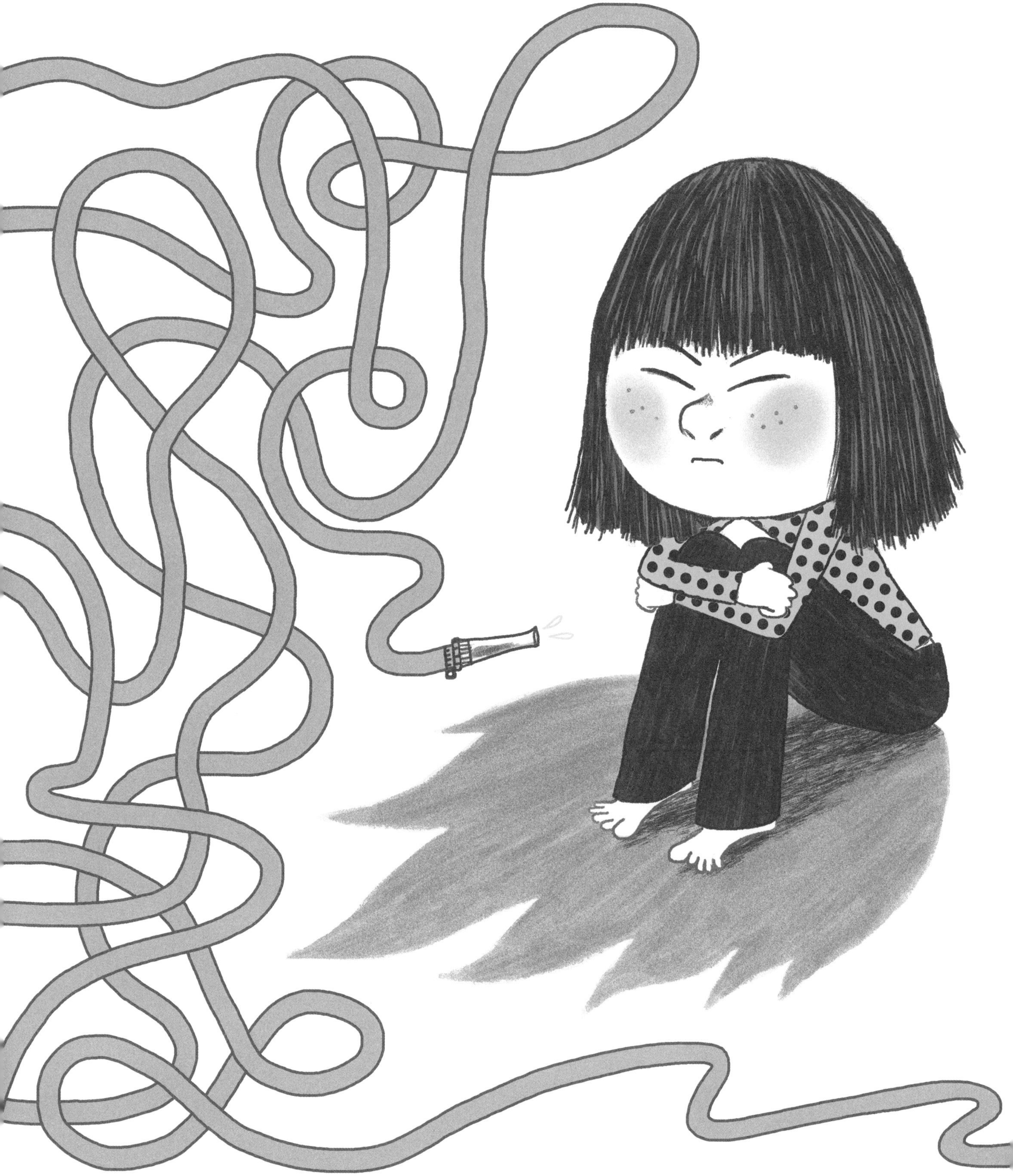

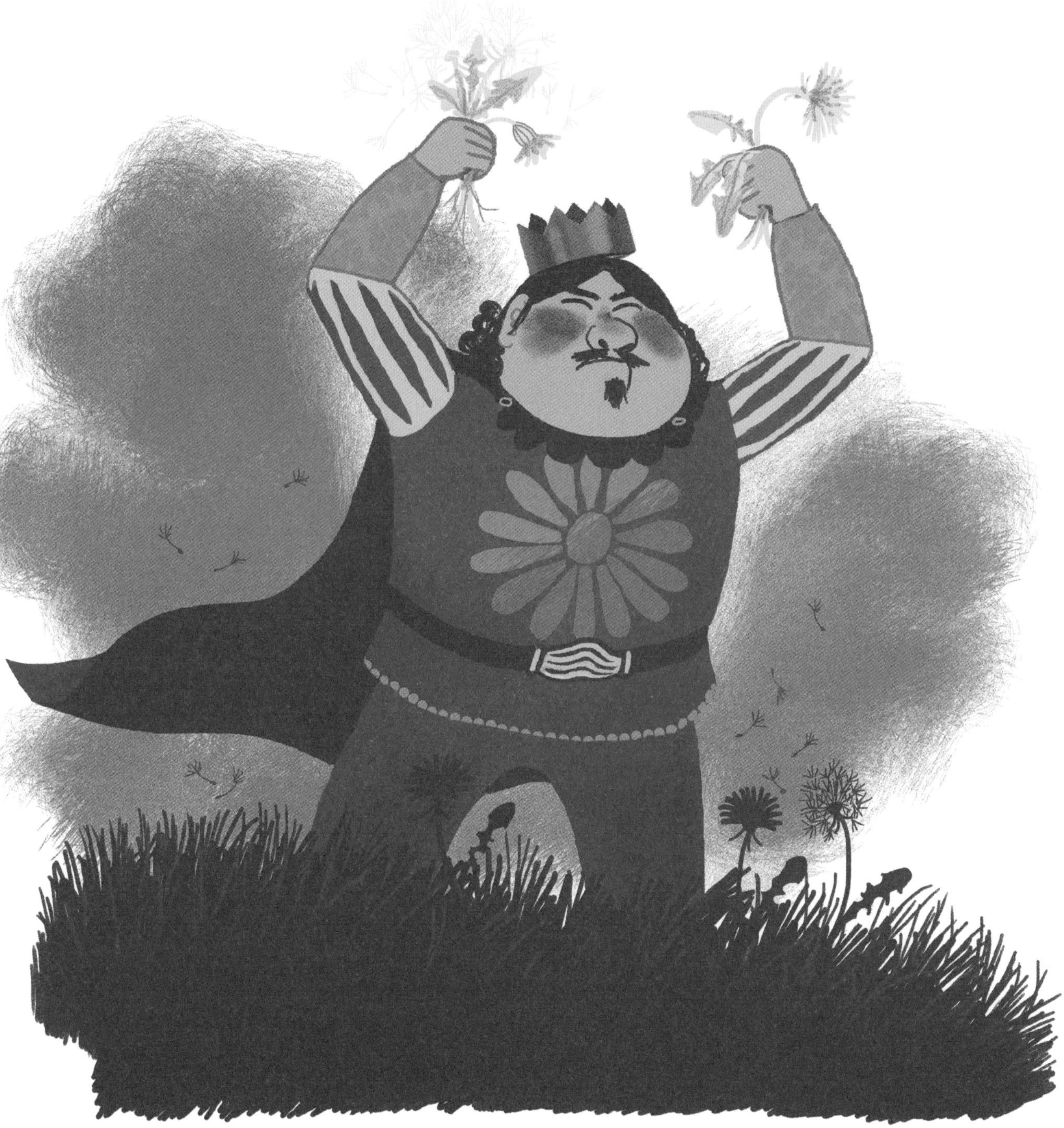

LOS DIENTES DE LEÓN DE LA IRA

ÉRASE UNA VEZ UN REY que vivía en un gran castillo, rodeado de un extenso césped. Este césped era su orgullo, quería que fuese de un verde intenso y que estuviera siempre bien cortado. Lo quería con locura y no deseaba ver nunca en él ningún hierbajo, ningún diente de león.

Un ejército de jardineros cuidaba y mimaba el césped noche y día. Una mañana, mientras paseaba, ¡el rey descubrió una flor de diente de león! Era amarilla y hermosa, pero el rey se enfureció y la arrancó gritando: «¡Que encierren la mitad de mis jardineros en la cárcel!»

Pasaron los días. La mitad de los jardineros se consumía en la cárcel y la otra mitad se esforzaba en cuidar el césped. Pero, una mañana, el rey encontró tres dientes de león y montó en una cólera terrible: «¡Que despidan a todos mis jardineros y que me traigan a alguien que sepa proteger mi césped!»

Fue entonces cuando yo, la rana, me acerqué y le dije: «Majestad, si despedís a todos los jardineros, los dientes de león invadirán vuestro césped. En la vida, existen cosas que no nos gustan, y la ira no sirve para impedirlas, salen igual. La única solución es aceptarlas. Y a veces, con el tiempo, hasta llegan a gustarnos.»

Pasaron los meses. Los dientes de león irritaban cada vez menos al rey. Incluso se dijo que aquellas florecillas eran bastante hermosas. Y, además, alguien me dijo que el rey había descubierto una nueva alegría: ¡le encanta soplar las semillas de diente de león!

«¡Me gustan los dientes de león!»

Como en el jardín del rey, a menudo hay dientes de león en la vida. Trata tú también de aceptar que las cosas no son siempre perfectas, sino suficientemente buenas.

1. Encuentra las siete diferencias entre estas dos imágenes.

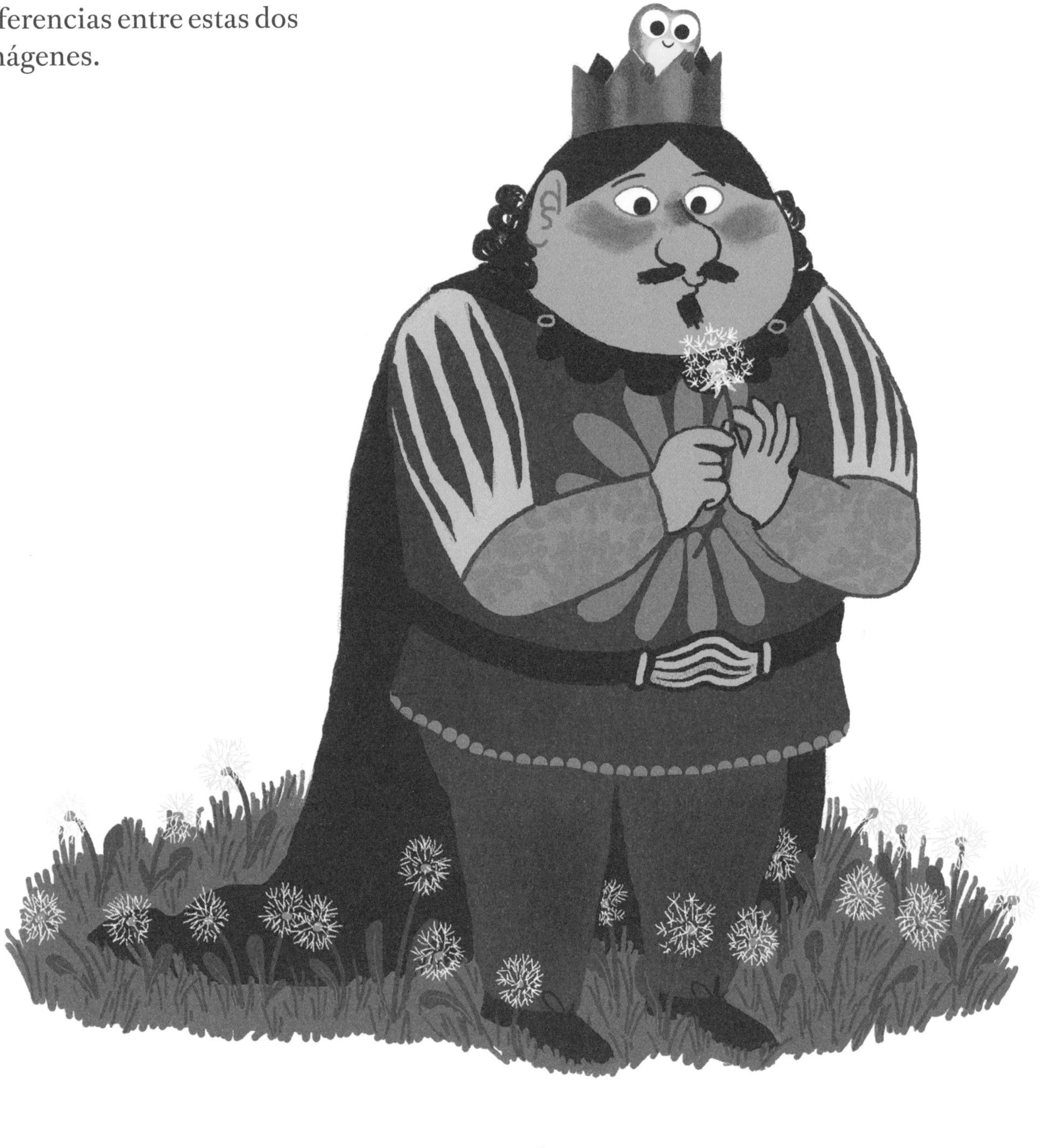

La próxima vez que te sientas
irritado(a) o contrariado(a),
haz crecer un diente de león
en esta página (adhesivos
al final del libro).

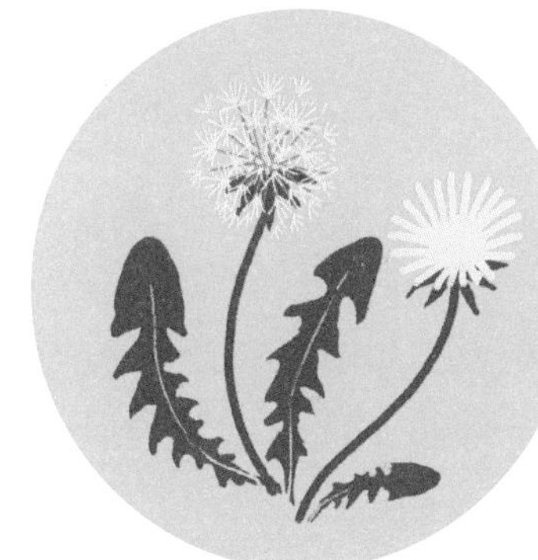

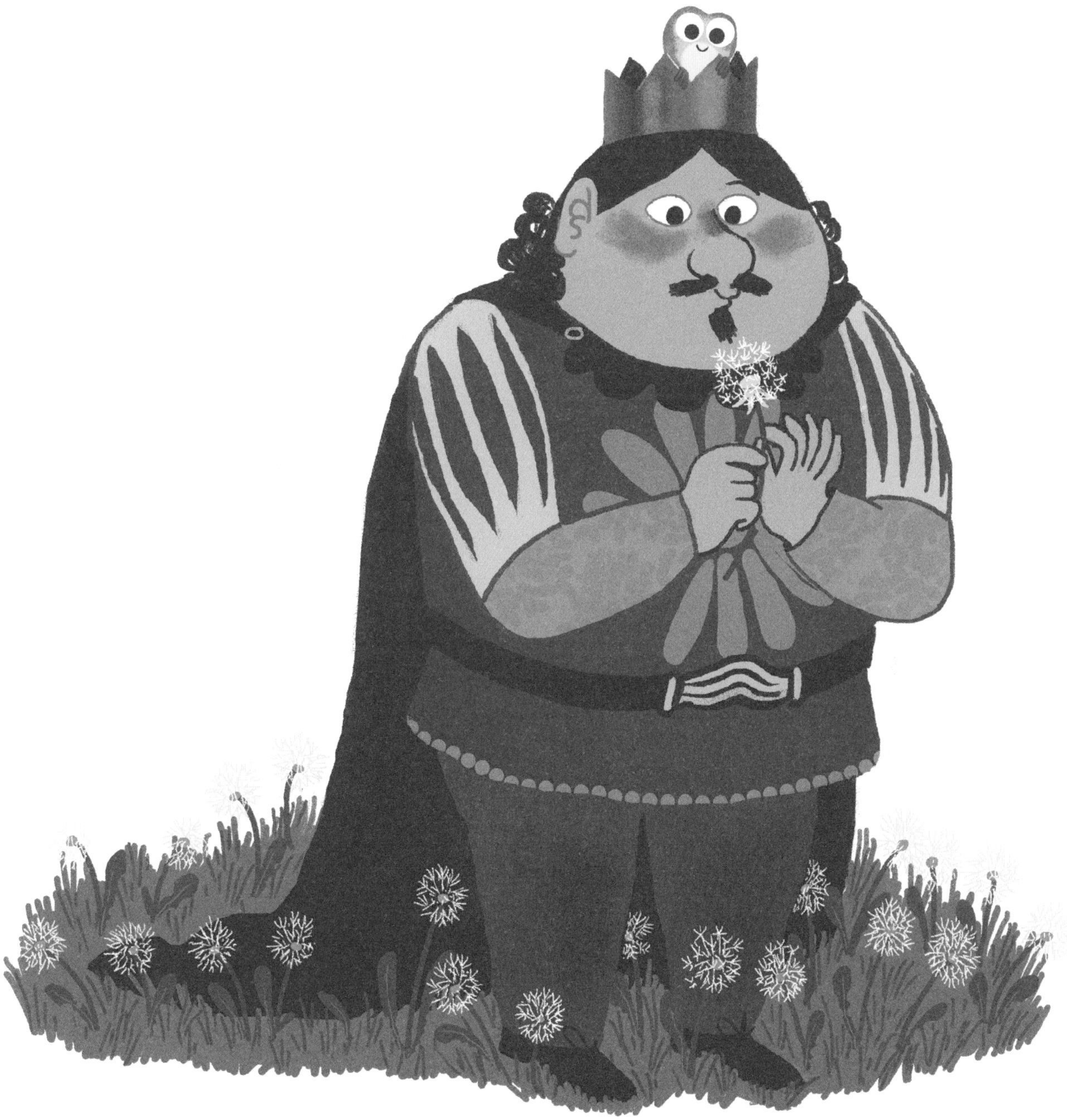

El mundo mágico de los pensamientos

Todo el mundo tiene pensamientos. Pensamientos raros, pensamientos sobre la escuela, sobre cosas que queremos tener o hacer, pensamientos de ira en mitad de una disputa, pensamientos amables cuando queremos ayudar a alguien. ¡Oh, sí, nunca dejamos de pensar!

1. Pega los adhesivos-pensamientos (al final del libro) para imaginar qué pasa por la cabeza de estos personajes.

2. ¿Cuáles son los pensamientos que siempre te vienen a la cabeza?

....

....

3. ¿Cuál es tu pensamiento preferido?

....

....

4. Si no puedes dormir porque piensas demasiado, pon las manos sobre el vientre y experimenta tu respiración que sube y baja. Un poco arriba... un poco abajo. ¡Dentro de tu vientre no hay pensamientos!

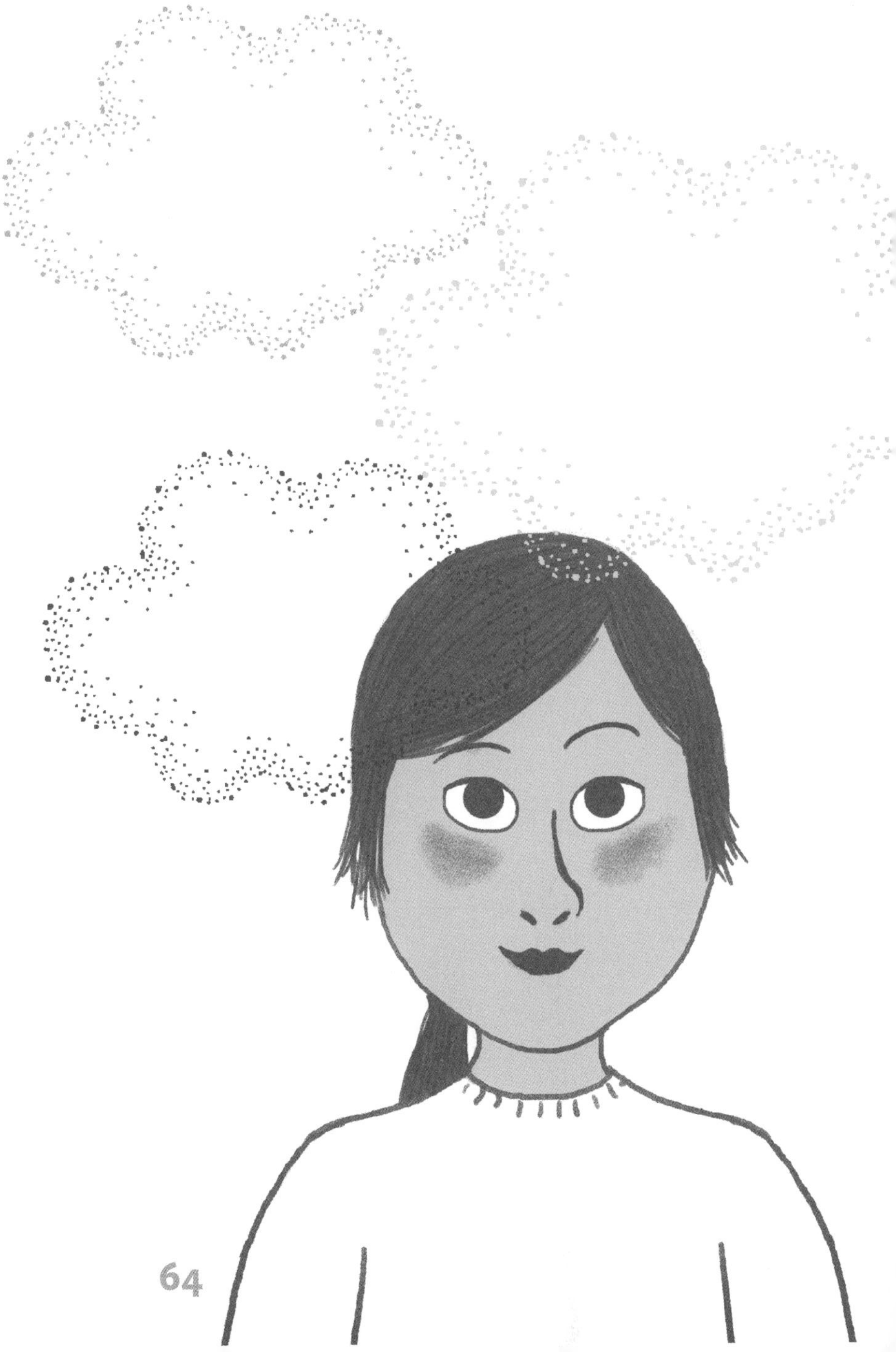

Pienso
sin parar
en mi cumpleaños.

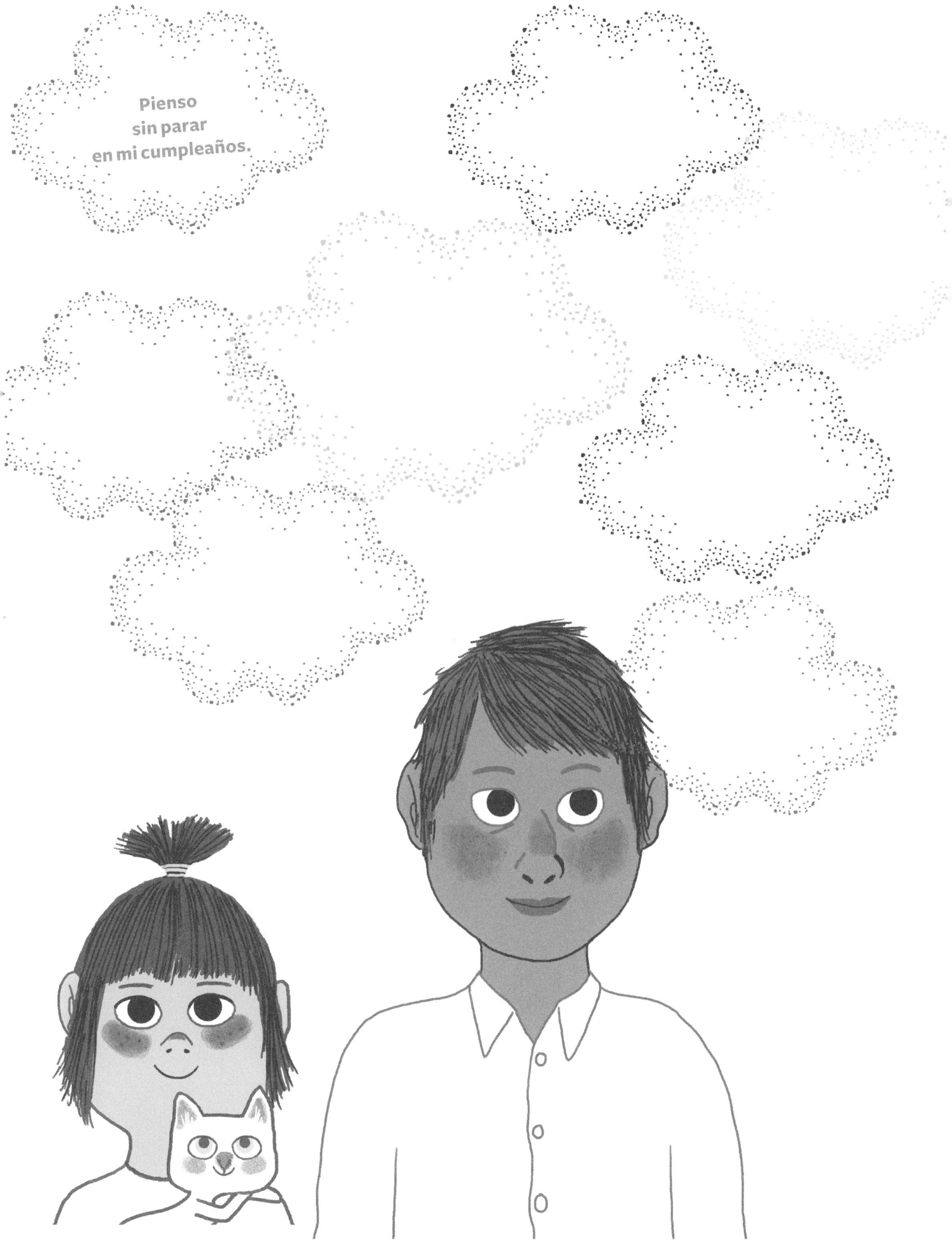

¿Cómo dominar tus pensamientos?

¿Debemos creer siempre lo que nos dicen nuestros pensamientos? No, algunos no son verdad; son como unos cuentos que se cuentan dentro de tu cabeza y que te impiden vivir simple y claramente lo que estás viviendo. Pero no estás obligado(a) a seguirlos, tú eres el dueño de tus pensamientos.

PARA FABRICAR LA OLLA DE TU MENTE, NECESITAS

- un frasco de cristal (un bote de mermelada o hermético)
- 2 cucharadas de glicerina líquida (se encuentra en farmacias) para frenar la caída de las lentejuelas (la glicerina constituirá aproximadamente 1/4 del volumen total)
- agua destilada, para evitar que se vuelva amarilla
- lentejuelas doradas (para tus sentimientos)
- lentejuelas plateadas (para tus deseos intensos, tus impulsos)
- lentejuelas rojas, azules, verdes o de otros colores (para todos los demás pensamientos)

PROCEDIMIENTO

1. Llena el frasco con el agua destilada y la glicerina.
2. Mete un buen pellizco de cada uno de los tres tipos de lentejuelas y cierra bien la tapa.

1. Remueve
2. Observa
3. Espera

LA SÚPER REGLA

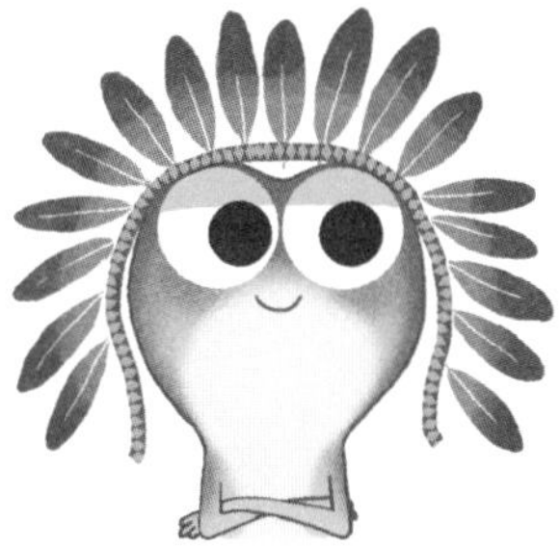

LA OLLA DE TU MENTE

Esta olla es como tu cabeza: en su interior hay toda clase de historias. Y cuando sacudes la olla, te imaginas una pequeña tormenta dentro de tu cráneo: todo aquello que te importuna y todas las preocupaciones empiezan a girar.

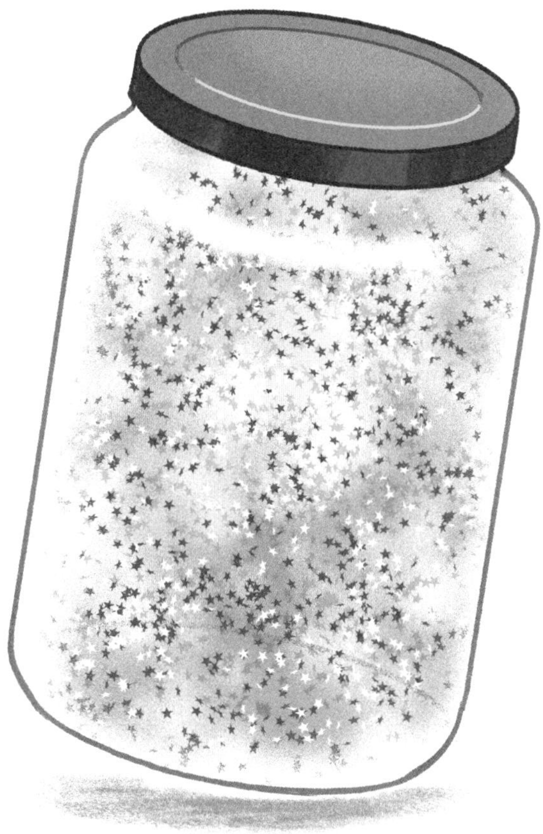

CÓMO UTILIZARLA

1. Sacude el frasco de cristal.

2. Observa las lentejuelas que se arremolinan dentro del frasco como en la olla de tu mente.

3. Espera un momento a que las lentejuelas vuelvan a bajar hacia el fondo.

Mientras observas cómo las lentejuelas bajan lentamente, la tormenta de tus pensamientos, sentimientos y deseos también cae. Todo eso no desaparece, pero se queda en el fondo y ya no te molesta de verdad. Entonces ves claramente, con la mente clara.

Y... luego... puedes decidir cómo reaccionar.

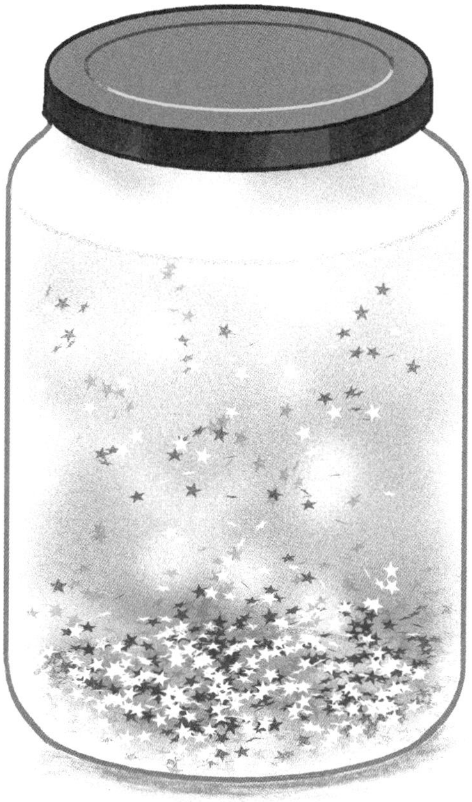

5. Sé el artista de tu vida

¿Ya te has fijado en que, incluso con los ojos cerrados, veías montones de cosas? ¡Es increíble! Cada cual puede hacerse películas dentro de su cabeza, como un verdadero director de cine. Y las películas de tu cine interior pueden ayudarte a hacer realidad tus deseos.

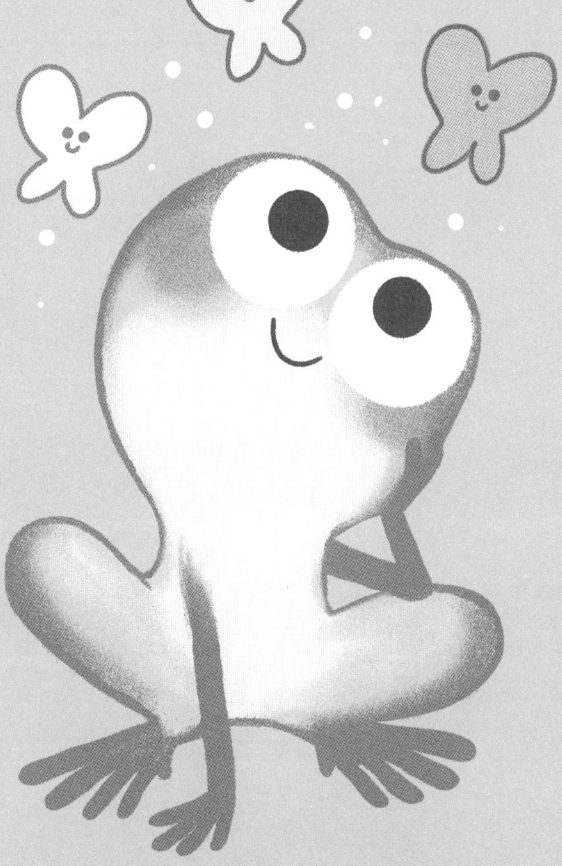

Los sueños y la imaginación
de tu mundo interior pueden
llevarte todavía más lejos.

Imaginar

En la escuela, en los libros o con tus padres,
aprendes montones de cosas sobre el mundo exterior.
Pero en tu interior hay también todo un mundo:
el mundo de los sueños y de la imaginación.
Y la imaginación es algo muy poderoso,
¡que puede llevarte muy lejos!

1. Cada uno de estos animales tiene un poder particular. ¿Cuál es ese poder? ¡Completa las frases!

2. Imagínate que tienes esa fuerza en tu interior. La puedes experimentar, la puedes ver con tu mirada interior.

3. En la página de los adhesivos encontrarás todos estos animales. Podrás utilizar sus poderes cuando lo necesites, pegándolos sobre tu cama, tu escritorio, tus libretas, etc.

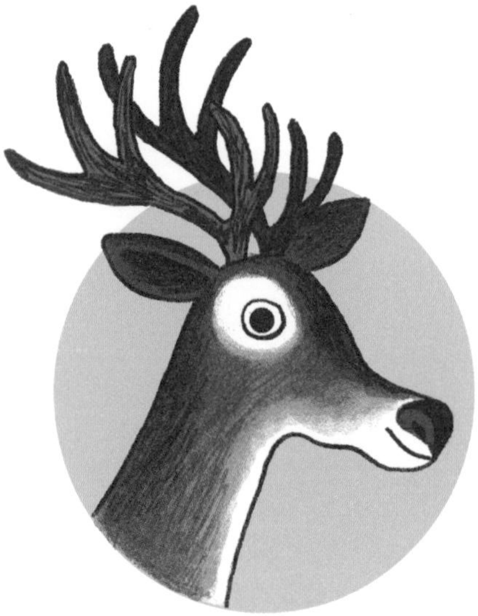

Tan ....
como un ciervo

Tan fuerte
como un oso

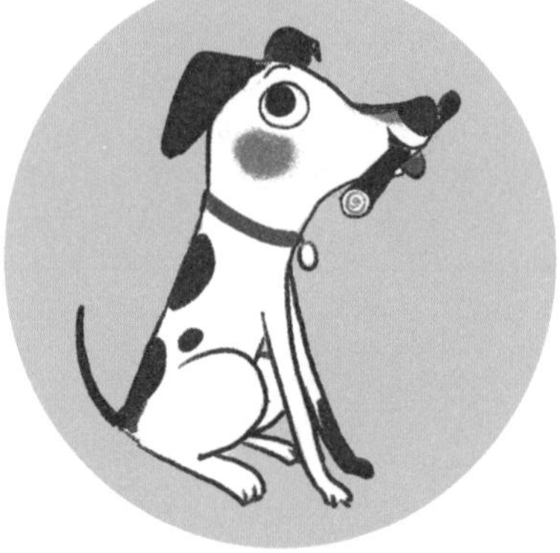

Tan ....
como un perro

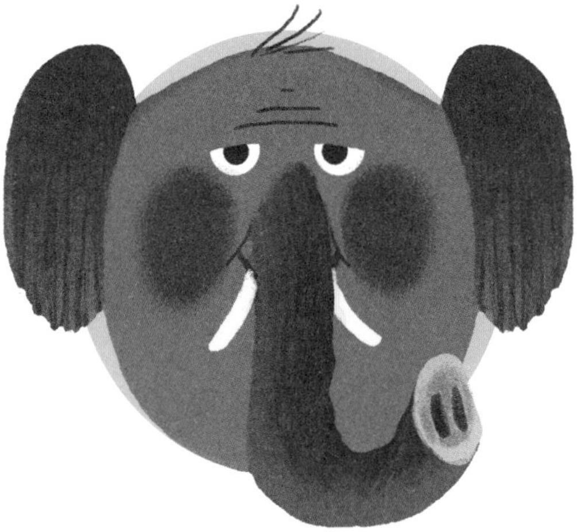

Tan ....
como un elefante

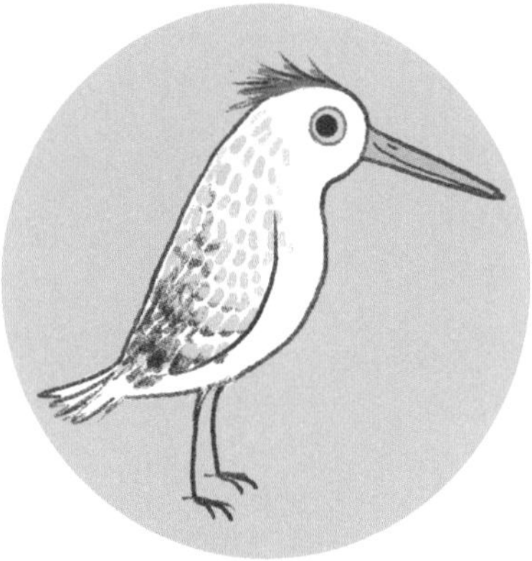

Tan ....
como un pájaro

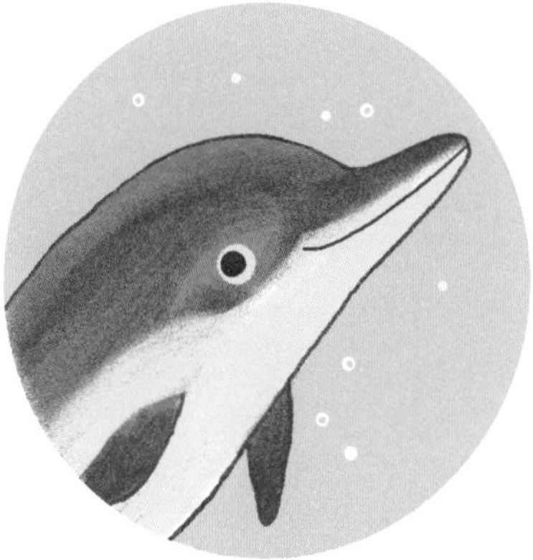

Tan ....
como un delfín

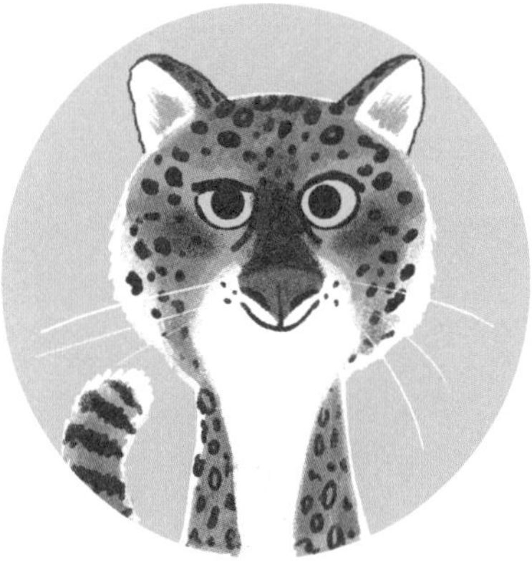

Tan ....
como un leopardo

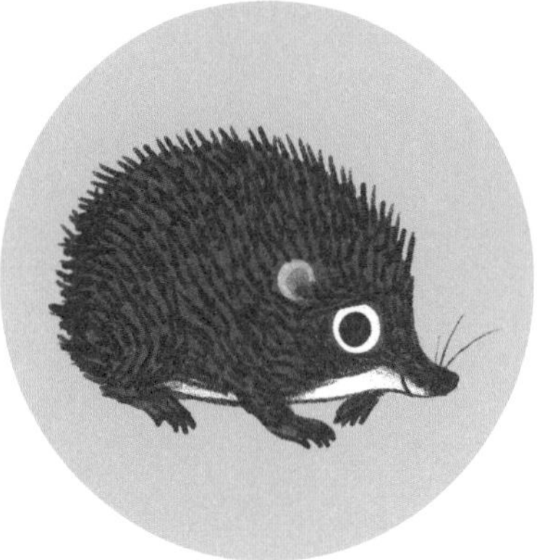

Tan ....
como un erizo

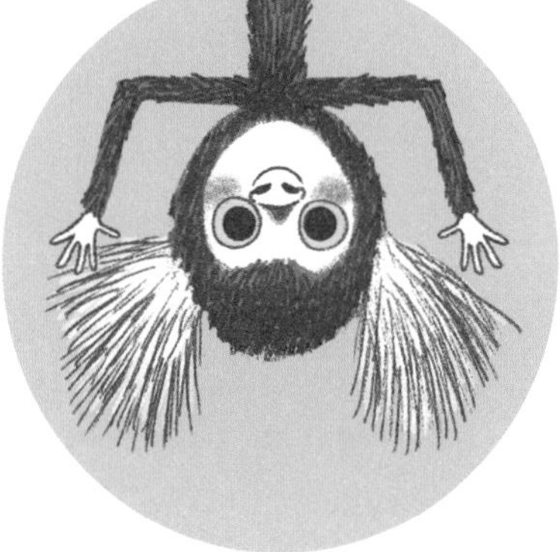

Tan ....
como un mono

Tan ....
como un ....

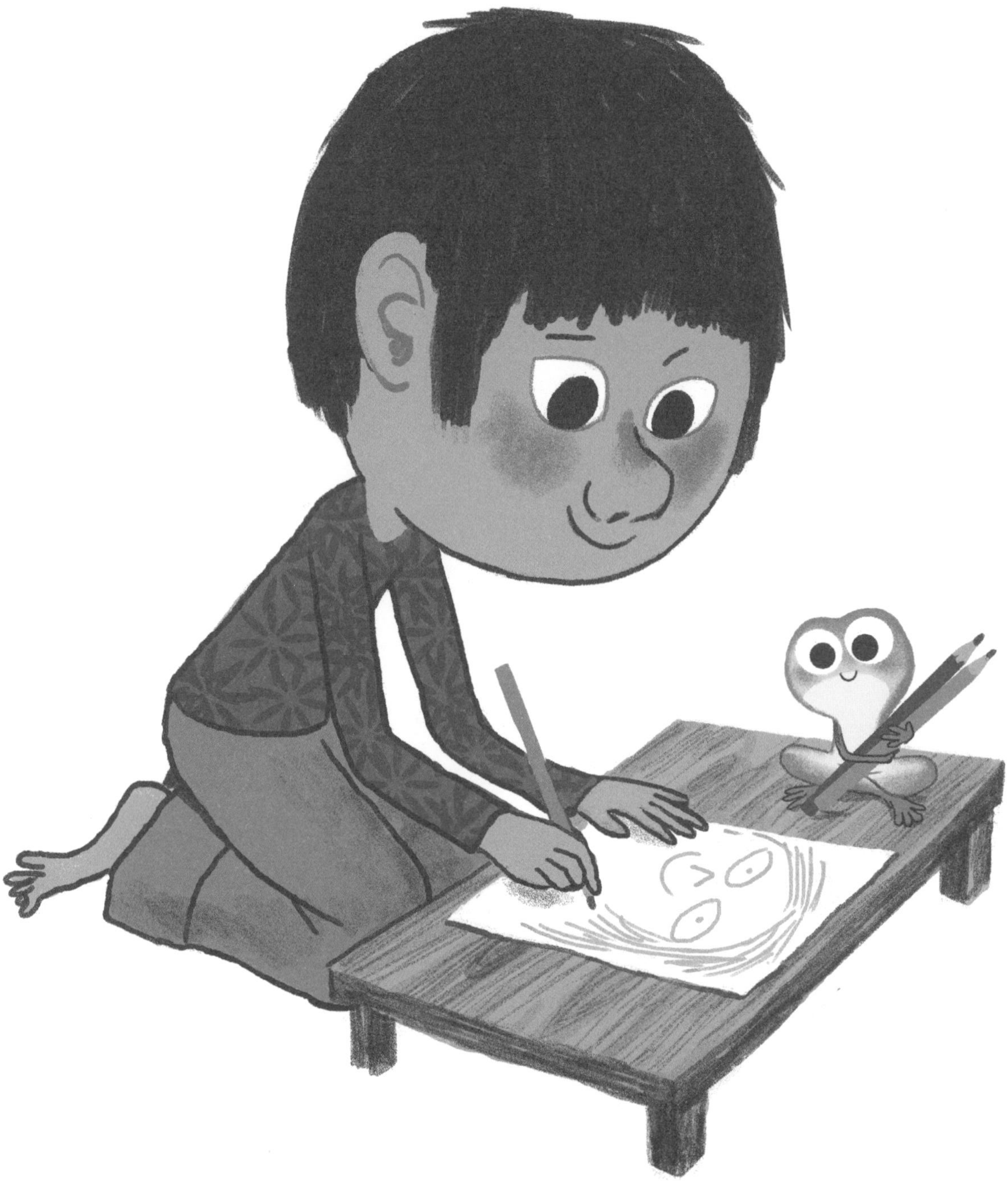

LE LLAMABAN ÚTIL-PARA-NADA

ÉRASE UNA VEZ UNA FAMILIA DE SIETE HIJOS. Cada niño tenía un talento formidable: el primero sabía cortar leña, el segundo era buen cazador, la tercera sabía labrar, el cuarto era un excelente cocinero, la quinta sabía tallar las piedras, la sexta cantaba de maravilla. Solamente el último no sabía hacer nada, y le llamaban Útil-para-nada.

Útil-para-nada estaba triste porque no sabía hacer nada, y puesto que se creía un inútil, no probaba nada. Yo, la rana –que nunca en mi vida me he encontrado con ningún niño inútil–, decidí ocuparme de él. Le traje un lápiz con un bloc de dibujo. Enseguida me dijo: «¡Pero si no sé dibujar!» Le respondí: «Pruébalo, comienza por un punto, o una línea...»

Útil-para-nada fue a esconderse en un rincón y dibujó líneas, círculos, puntos. Luego, poco a poco, fue ganando confianza en sí mismo y, puesto que dibujaba mucho, ¡acabó dibujando muy bien!

Al cabo de un tiempo, unos bandidos llegaron al pueblo. Encerraron a Útil-para-nada y toda su familia. Atados en el fondo de una mazmorra, sus hermanos y hermanas lloraban. Útil-para-nada dibujaba. Dibujaba ratones, y sus ratones estaban tan bien dibujados que se escaparon del bloc y se pusieron a roer las cuerdas que los tenían prisioneros.

Una vez libres, sus hermanos y hermanas abrazaron a Útil-para-nada, y de común acuerdo decidieron buscarle otro nombre. ¡Entonces le llamaron Quien-puede-todo!

¡El artista eres tú!

A partir de este punto, dibuja
la forma más hermosa que te imagines.

No hay nada
que acertar, nada que fallar.

He aquí una historia que puedes completar e ilustrar. Deja hablar a tu imaginación.

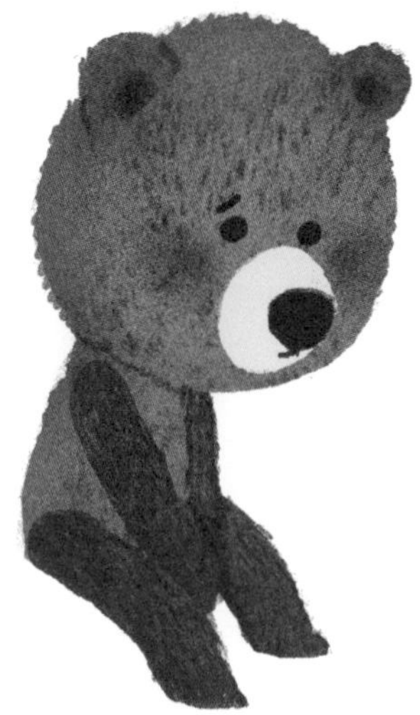

LA HISTORIA DEL OSO DE PELUCHE QUE ...

ÉRASE UNA VEZ UN OSO DE PELUCHE que se aburría terriblemente en lo alto de .... donde esperaba sin moverse.

Este oso era muy especial. Era el único que podía ....

Por esta razón, la rana le invitó a ir a .... para darle una gran sorpresa.

Pero el oso de peluche vio que había tristeza alrededor ....

Entonces, para proporcionar alegría, se le ocurrió ....

Y le pidió a su amigo el .... que .... para ayudarle.

¿Y qué hicieron? Pues ....

¡Y es así cómo el oso de peluche, su amigo el .... y .... vivieros felices para siempre!

¿Qué es lo que te importa de verdad?

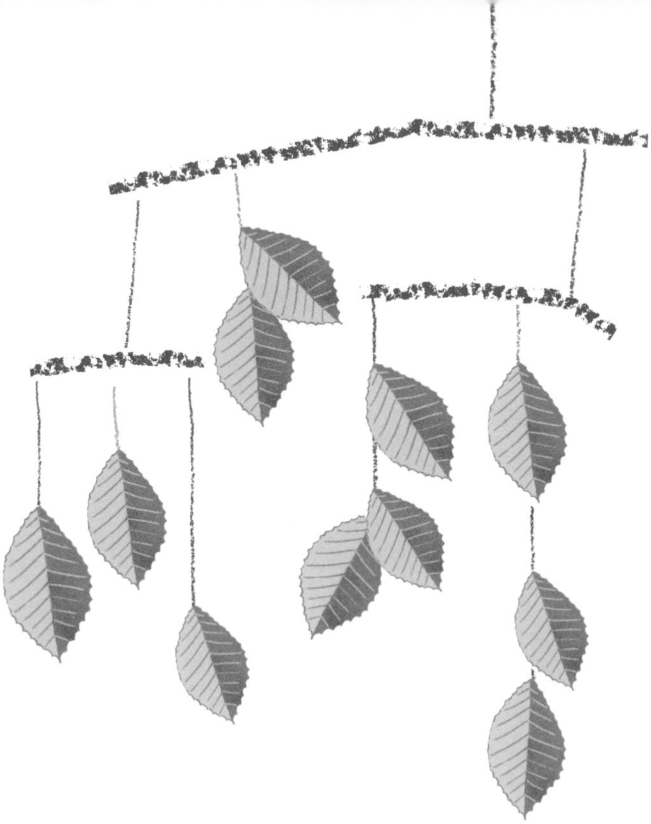

A veces, las cosas están bien tal como son. Pero otras veces todo se tuerce: se burlan de ti en la escuela, te has peleado con un amigo o alguien a quien quieres está enfermo. Hay situaciones que no puedes cambiar, porque eres demasiado pequeño(a) o porque las cosas son como son.

TU ÁRBOL DE LOS DESEOS

¿Qué es lo que te importa? ¿Qué te gustaría cambiar de ti o de los demás? Ahora podrás fabricar tu árbol de los deseos y colgarlo en tu habitación.

NECESITAS

- ramitas, palillos chinos o pajitas de papel
- hilo o cordel
- cinta adhesiva

PREPARACIÓN

1. Recorta las hojas del árbol y anota en el dorso tus deseos más profundos.

2. Corta y pega hilos de distintas longitudes a las ramas como en la ilustración, con un hilo en lo alto para pegarlo a la pared de tu cuarto.

3. Pega al final de los hilos, con cinta adhesiva, todas las hojas de los deseos.

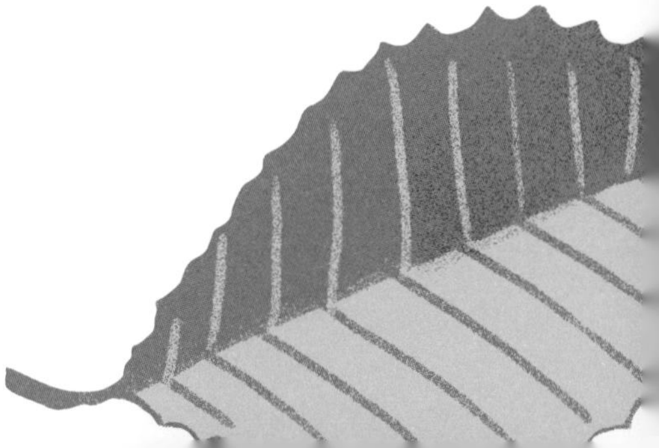

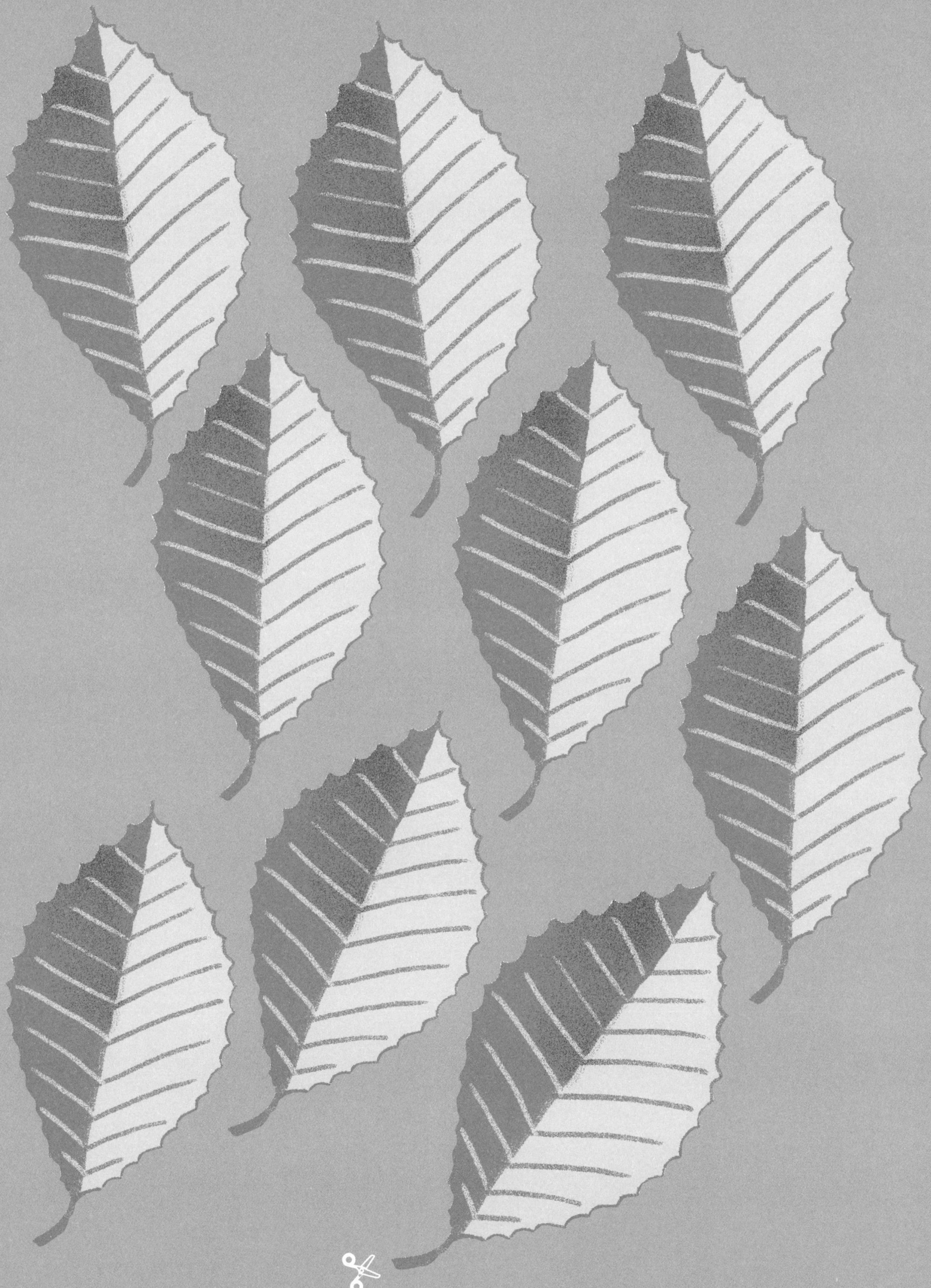

Una creación sorpresa

Propón a alguien que se una a ti.
Haréis un dibujo en pareja,
pero con un solo lápiz. ¡Probadlo!
¿Qué ocurre?

Aceptar las cosas tal como vienen te permite vivirlas mejor.

6. Es agradable ser amable

La amabilidad es una de las cualidades más
importantes. Todo el mundo puede ser amable.
Es como una lluvia suave que lo riega todo.
Y si a veces no eres amable, es importante
que te des cuenta de ello.
Es la clave para hacer las paces.

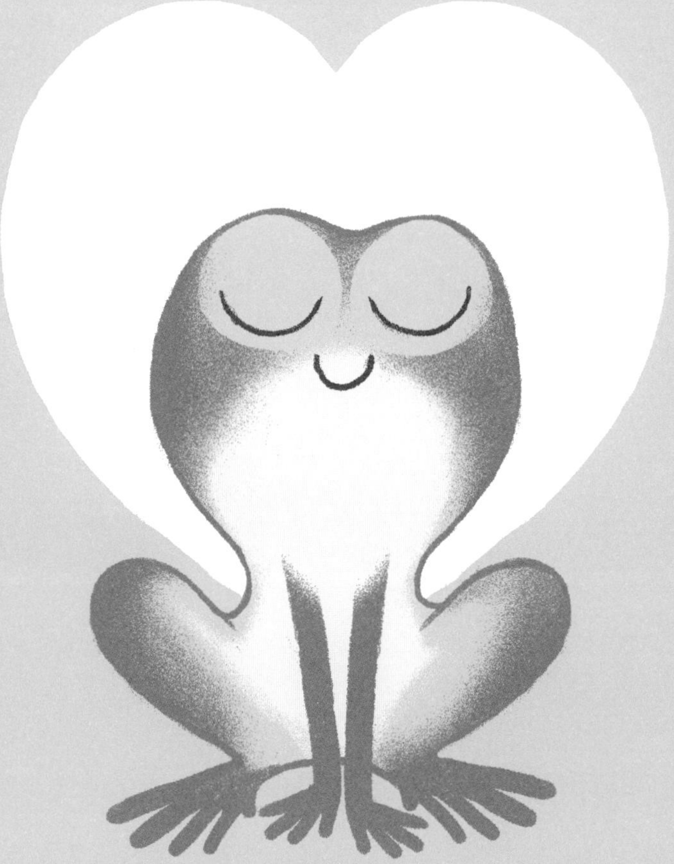

La amabilidad te llega al corazón
y te permite crecer,
tener confianza en ti mismo
y en los demás.

Todos los corazones tienen el mismo color

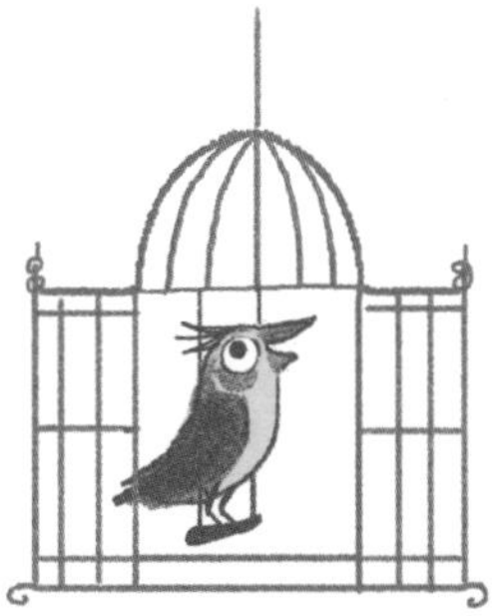

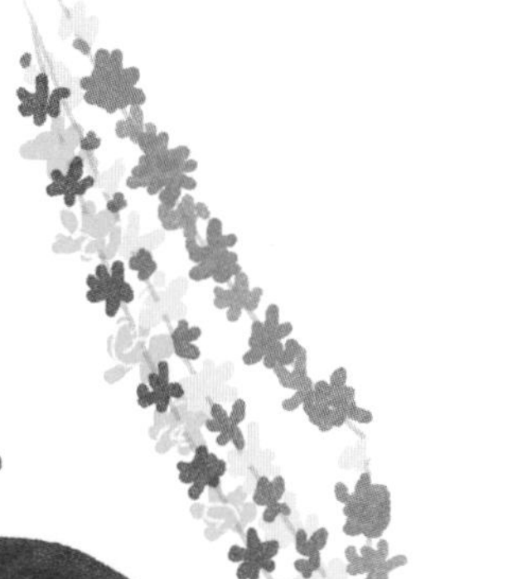

Dentro de cada persona late un corazón, y este corazón tiene siempre el mismo color, sea cual sea el lugar de donde venga.

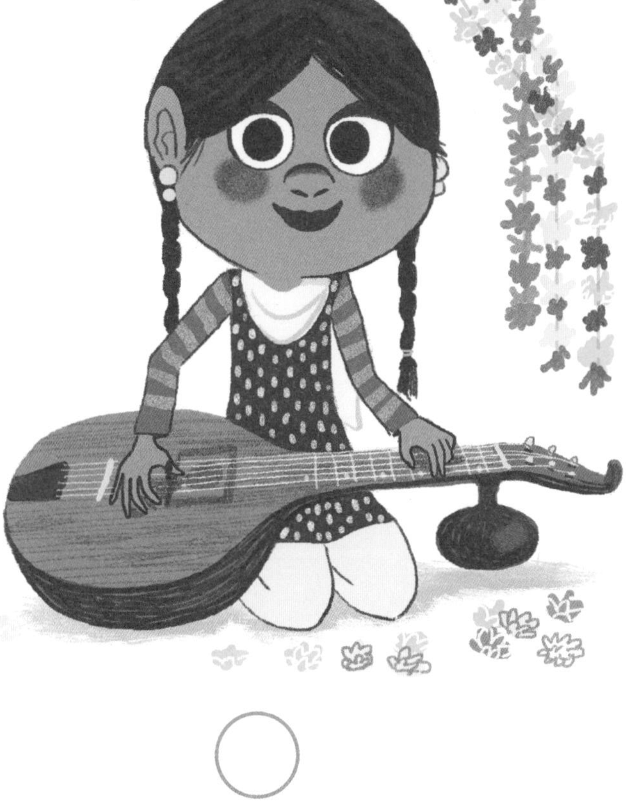

1. Pega un «sticorazón» (al final del libro) sobre el corazón de cada niño(a).

2. ¿En qué parte del mundo se sitúa esta escena? ¿Puedes poner la letra correspondiente dentro de cada círculo?

A - América Latina

B - Europa

C - África

D - India

E - Japón

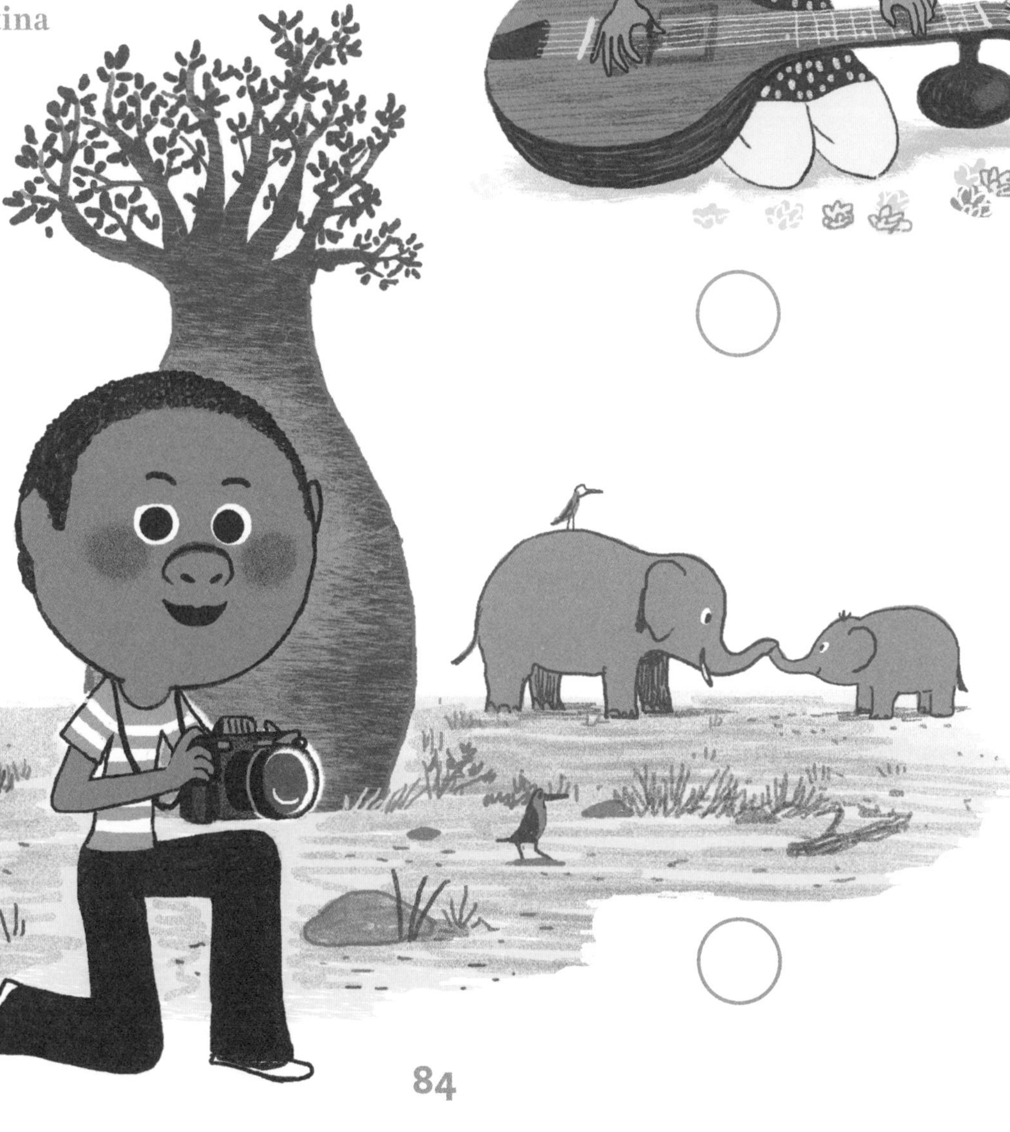

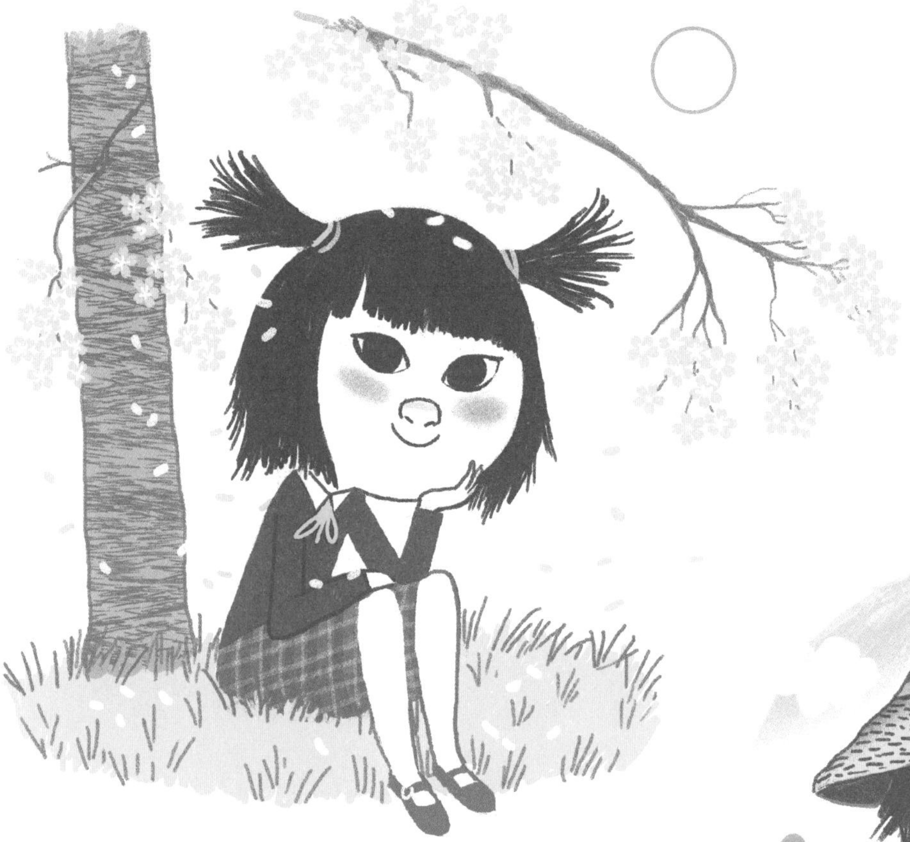

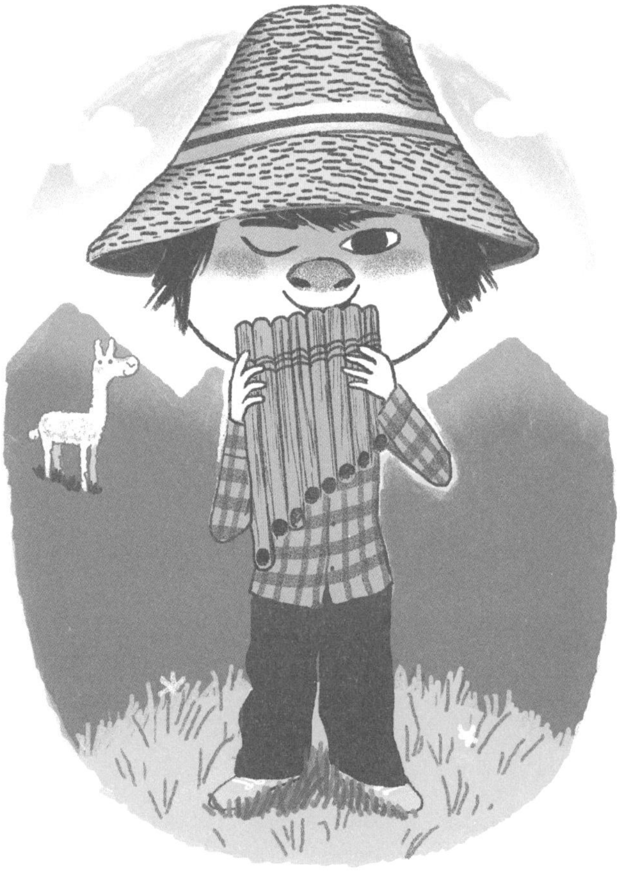

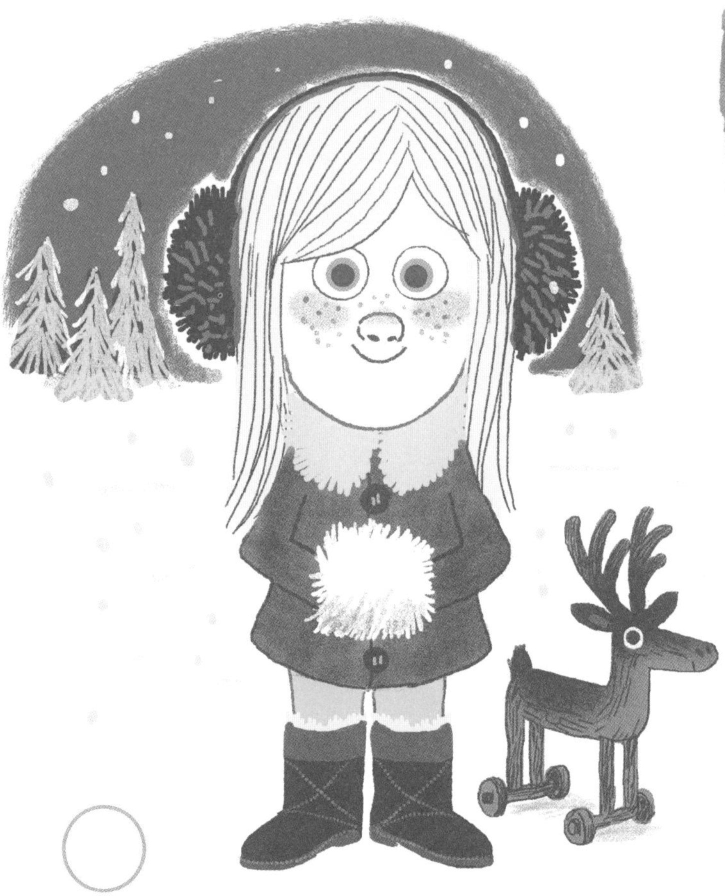

Es bueno querer y ser querido(a)

1. Recorta estos sobres y estos mensajes de cariño.

2. Complétalos dejando que te venga a la mente lo que te gusta de las personas que te rodean.

3. Introduce el mensaje en el sobre que puedes confeccionar siguiendo estas indicaciones.

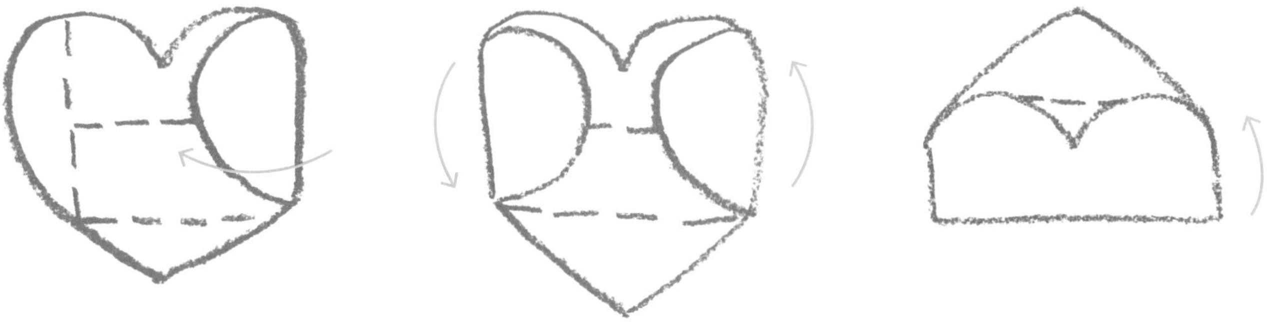

4. Les puedes dar este regalito o dejárselo debajo de la almohada.

de parte de ....

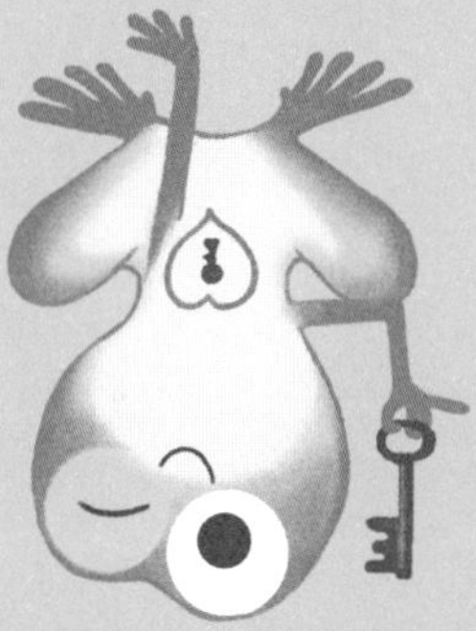

para ....

Te quiero porque...

Me quieres porque...

Besos

de parte de

para

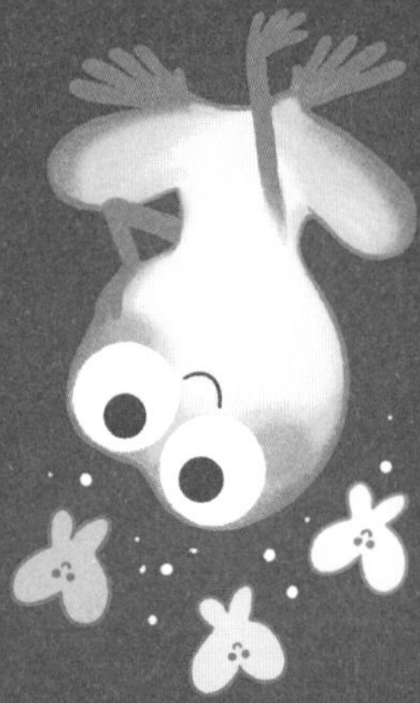

Solo quería decirte que...

Este corazón
es para ti porque...

06

Besos

de parte de ....

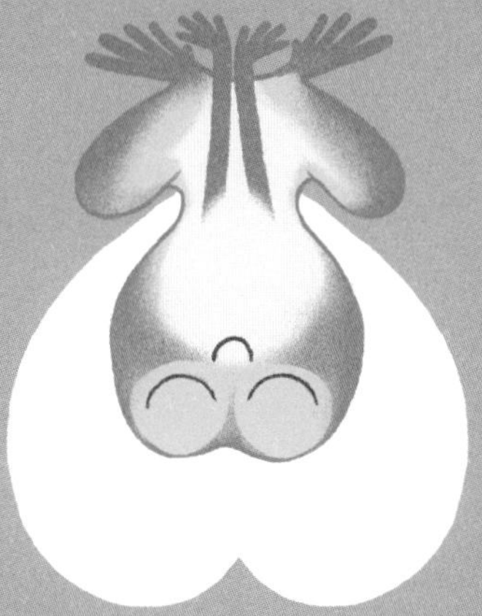

para ....

Eres el mejor

....

del mundo

Besos

Éres siempre tan

....

La felicidad tiene mil destellos

Pinta este arco iris
con tus colores preferidos.

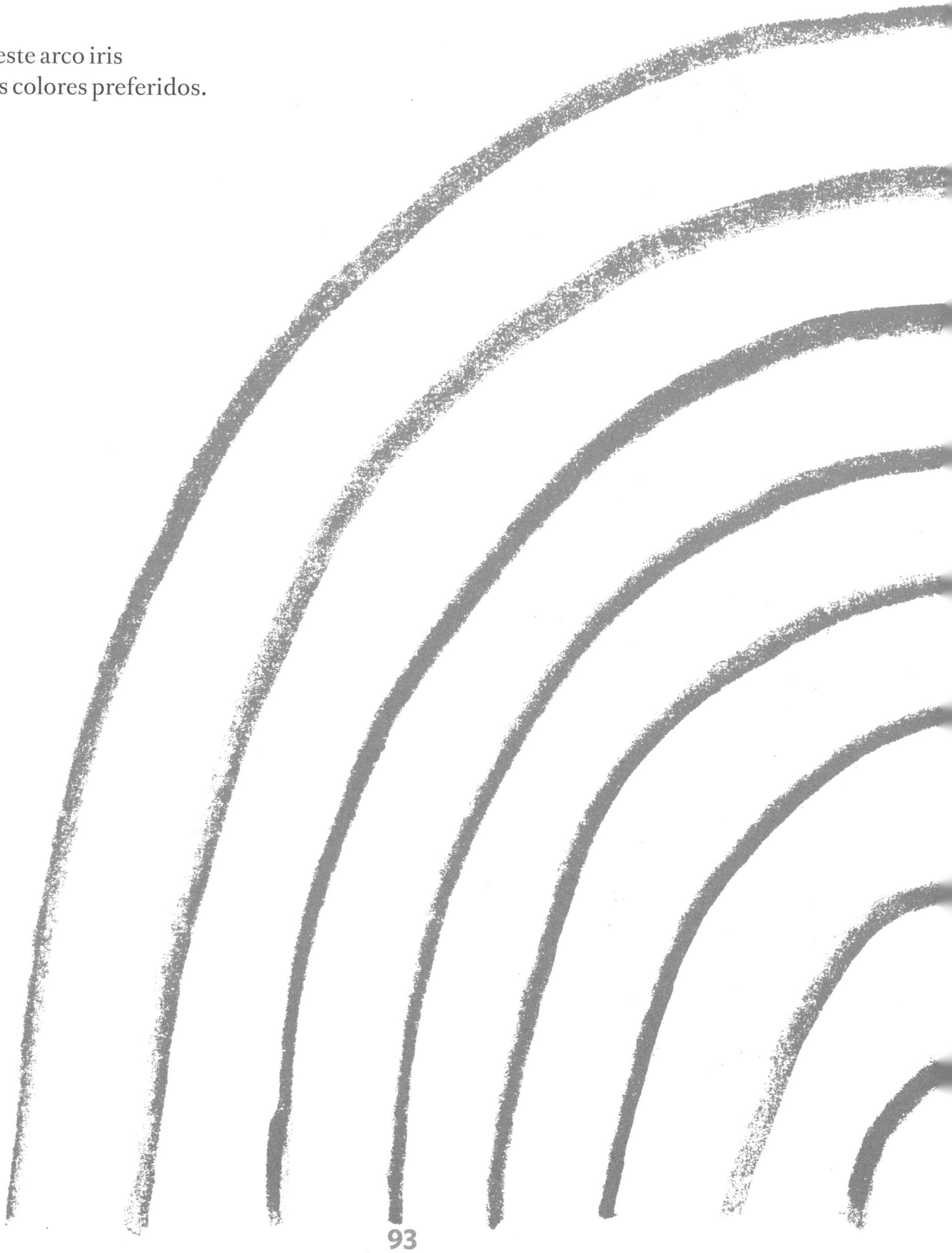

Ser feliz

¡La felicidad consiste en darse cuenta de que uno es feliz en el momento en el que es feliz! A menudo nos fijamos sobre todo en aquello que no nos gusta. Si prestásemos atención a las cosas agradables, veríamos que hay más de las que creemos.

CD 5

1. VIAJE CON EL PÁJARO DE LA FELICIDAD

Para terminar este cuaderno, puedes escuchar la última meditación del CD.

2. Ahora dibuja todo lo que has visto viajando con el pájaro de la felicidad.

¡Bravo! Has entendido el secreto de la atención

Has hecho muy bien todos los ejercicios de atención. Ahora tienes el honor de formar parte del Club de las ranas. Cuando experimentes la necesidad de estar tranquilo(a) y atento(a), puedes colgar este colgador de puerta a la entrada de tu habitación.

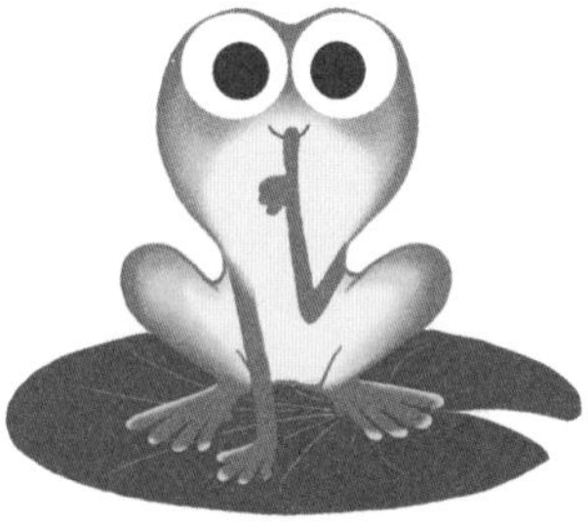

Recorta este colgador de puerta,
ponle pegamento en el dorso
y dóblalo por la mitad.

Súper rana

Por haber hecho muy bien
todos los ejercicios
de atención, a partir de ahora
formo parte del Club
de las ranas.

TU NOMBRE
Y TU FIRMA

FIRMA
DE LA DIRECTORA
DEL CLUB

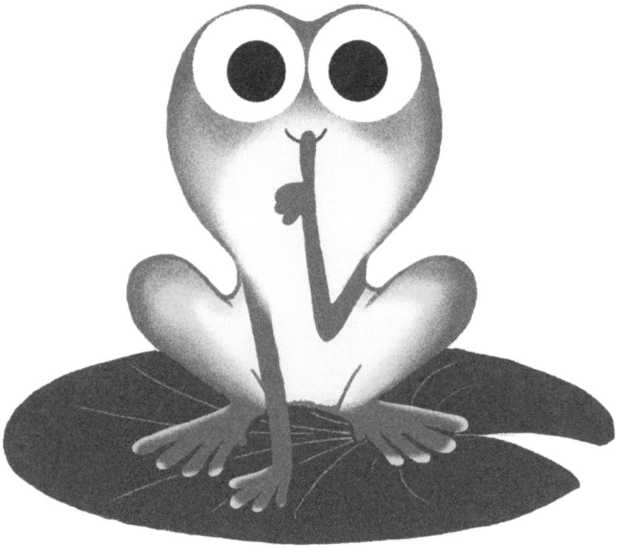

¡Silencio!
¡Medito!

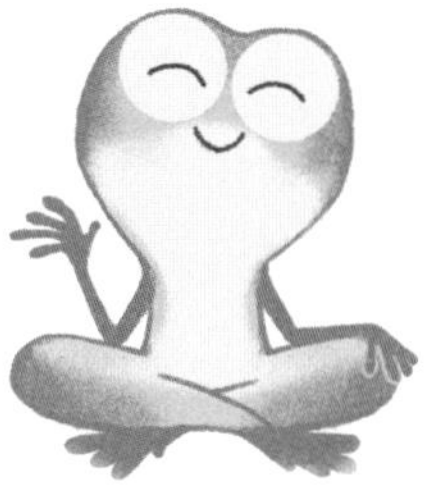

¡Te deseo mucha felicidad
y atención!

DESCARGA DE LOS EJERCICIOS

Para escuchar los ejercicios del CD, basta con escanear
este código (con una aplicación) desde un móvil o una tableta,
o acceder directamente a la siguiente dirección web:
www.letraskairos.com/gua-prctica-de-tranquilos-y-atentos-como-una-rana-1

El gran juego de la rana en familia

De 2 a 4 jugadores

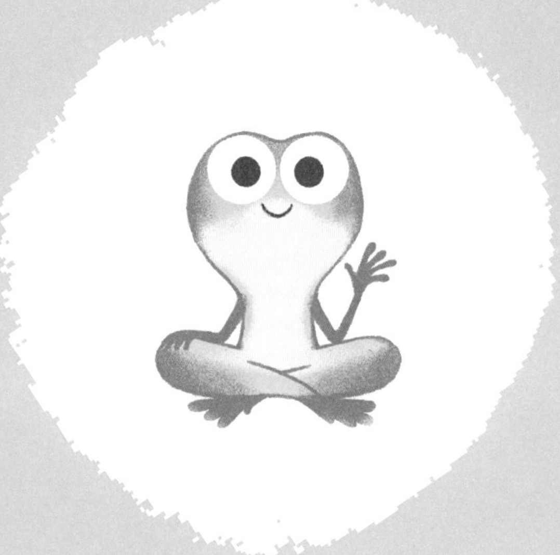

RECORTA por la línea de puntos

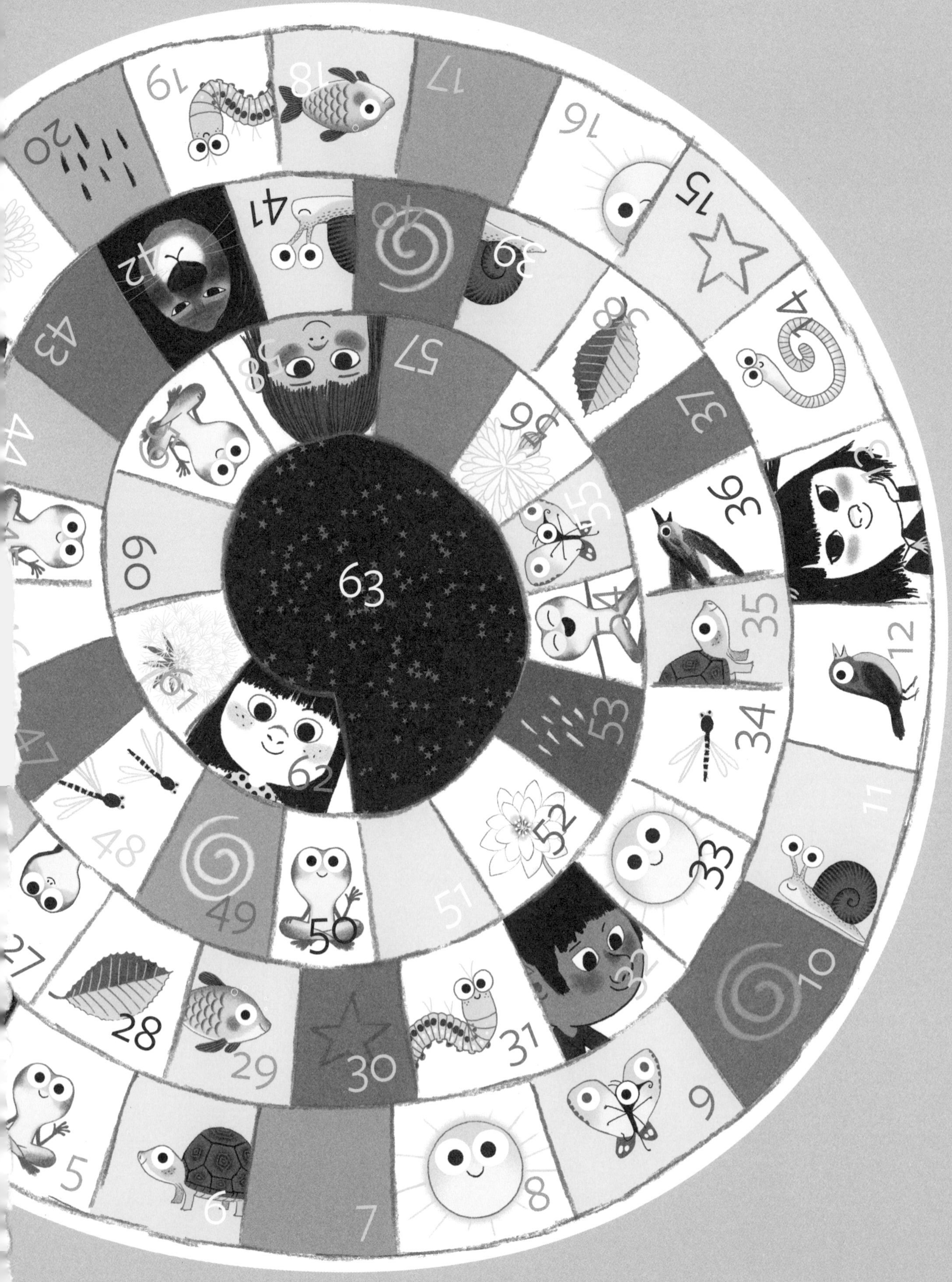

5
6
7
8
9
10
11
12
14
15
16
17
18
19
20
27
28
29
30
31
32
33
34
35
36
37
39
41
42
43
44
47
48
49
50
51
52
53
54
55
57
60
61
62
63

¡Os toca jugar!

Cada uno lanza el dado. El que saca un 6 comienza la partida. El objetivo es llegar al Club de las ranas, en la casilla 63.

5. Elige un jugador y susúrrale al oído un cumplido que te salga del corazón.

6. Tienes derecho a lanzar el dado dos veces más. ¿Qué experimentas?

9. Pide a alguien que se ponga en pie contigo. Realizarás 3 movimientos divertidos: con los ojos, con las manos y luego con todo el cuerpo. Él tiene que observarlos atentamente y repetirlos. Si se equivoca, debe retroceder 3 casillas.

12. Cierra los ojos un instante. Imagina que eres capaz de volar a cualquier lugar. ¿Adónde te gustaría ir? ¿Y qué te gustaría hacer allí? ¡Explica este sueño despierto!

14. Recuerda un momento en el que te hayas sentido contento(a) hoy. ¿Qué te ha alegrado? ¡Explica ese momento a los demás!

18. Retrocede 5 casillas.

19. Debes quedarte durante 2 turnos. Aprovéchalo para respirar: nota tu vientre mientras se hincha y deshincha. ¡Relájate!

23. Las cosas buenas de la vida son gratuitas. Representa con gestos 3 cosas que te alegran, por ejemplo: hacer una caricia, reír hasta dolerte la tripa, despertar y decirte que puedes seguir durmiendo.

27. Canta tu canción preferida y haz que los demás te acompañen.

31. Debes esperar hasta que saques un 6 con el dado. Así pues, respira y relájate...

36. Mira a tu alrededor y encuentra 3 objetos de color rojo.

41. Puedes volver a lanzar el dado otra vez.

42. Retrocede 4 casillas.

45. *Opción larga:* Coge un peluche. Otro jugador pone música con un móvil o una tableta. El peluche pasa de mano en mano y cuando pare la música, quien tenga el peluche imita un animal. Los demás deben adivinarlo. Quien lo adivine avanza 3 casillas. Volved a empezar 3 veces.
Opción corta: Estamos contentos cuando hacemos cosas con alguien. ¿Qué te gustaría hacer? ¿Con quién? Intenta programarlo para esta semana.

50. Misión secreta: piensa en alguien que no te cae muy bien o con quien nunca juegas. Escríbele algo simpático (todos tenemos algo simpático). Cuando le veas, pásale este mensaje.

52. Quédate aquí durante un turno y aprovéchalo para respirar.

54. Pregunta a cada jugador qué es lo que más le gusta de ti. Luego diles qué prefieres tú de ellos.

56. Ponte la mano izquierda delante como si fuese un espejo. Abre los dedos. Coloca el índice de tu mano derecha en la base del pulgar. Subirás por todo el pulgar con el índice inspirando. Cuando llegues a la punta del pulgar, espira hasta que llegues abajo. Luego vuelve a inspirar subiendo por el índice. En la punta del índice, haz la misma operación: espiras mientras bajas, etc. Sigue el contorno de todos tus dedos.

58. Tienes que callar y escuchar durante 15 segundos todos los sonidos dentro y fuera de la habitación. Explica lo que oyes.

59. Llena un vaso de agua, cógelo con tu mano izquierda y da la vuelta a la habitación sin derramar ni una gota. Necesitarás toda tu atención.

63. ¡Felicidades! Ahora formas parte del Club de las ranas.

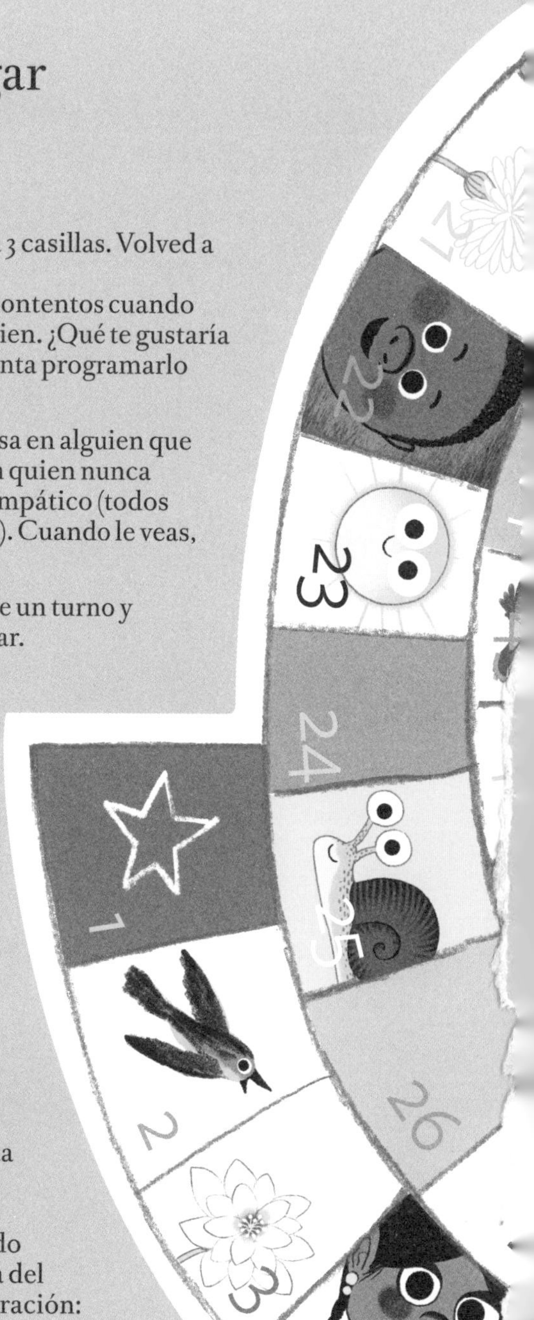

Necesitaréis

un dado

un peón
o una piedrecita
por jugador

hojas
de papel

un lápiz

una tableta
o un móvil
con música

un peluche
o un cojín

que lo riega todo,
sin dejar nada
de lado.

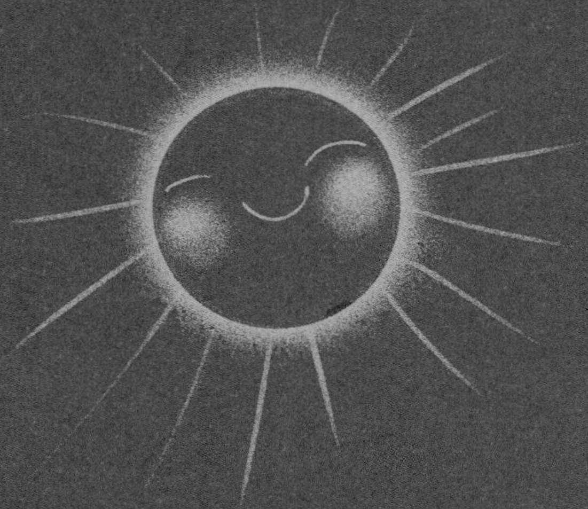

En el calor
de mi corazón
que se abre
hace bueno,
me siento seguro(a)

me siento seguro(a),
todo va bien.

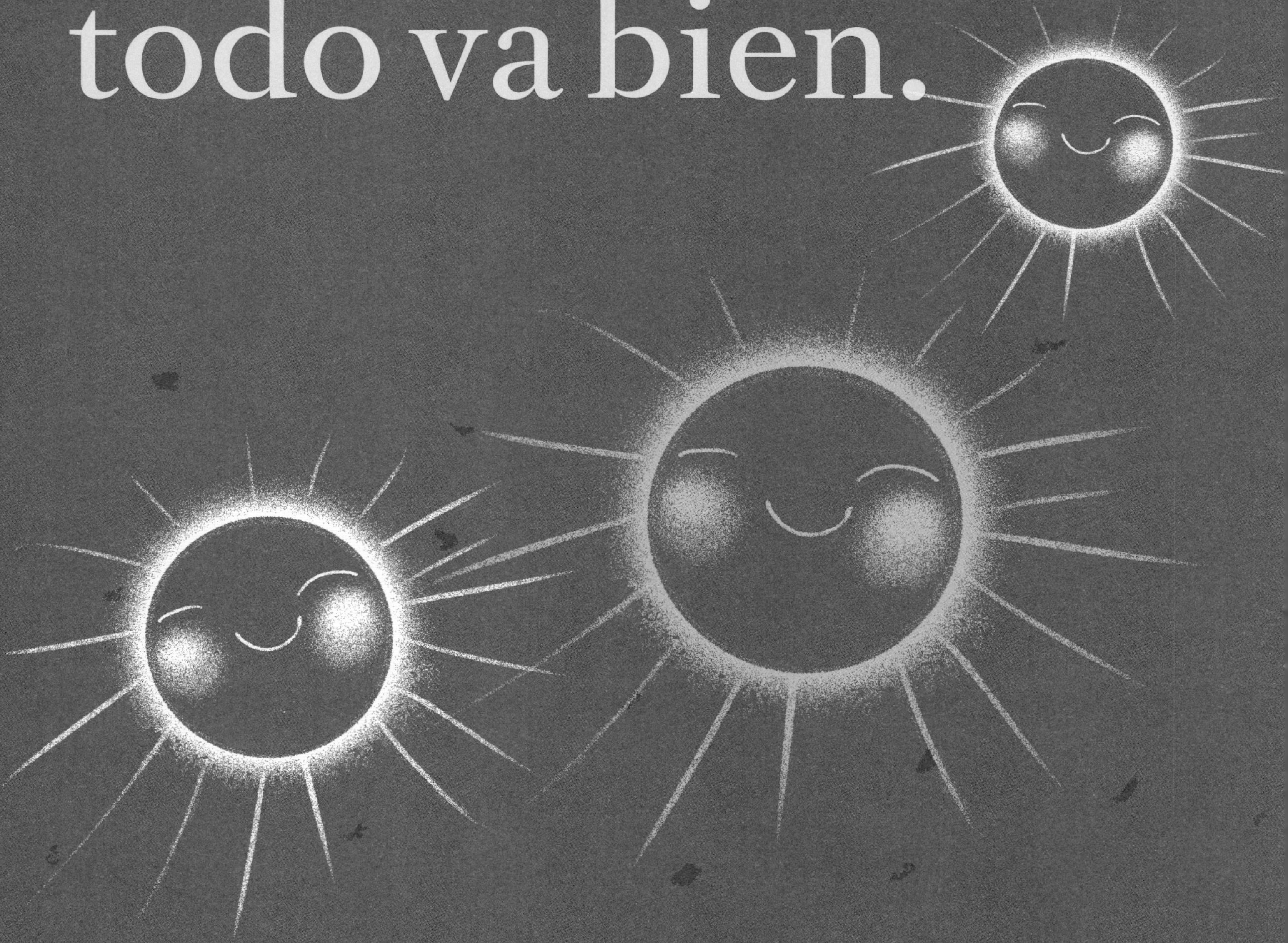

La amabilidad

es como una lluvia ligera